みがまえなくても
大丈夫!

性教育は、こわくない

幼少期からの性教育

田中まゆ
山分ネルソン
共著

IAP出版

性教育○×クイズ

クイズ①

コンドームを使用すれば、
確実に避妊することができる。

（答えは次ページ）

①の答え

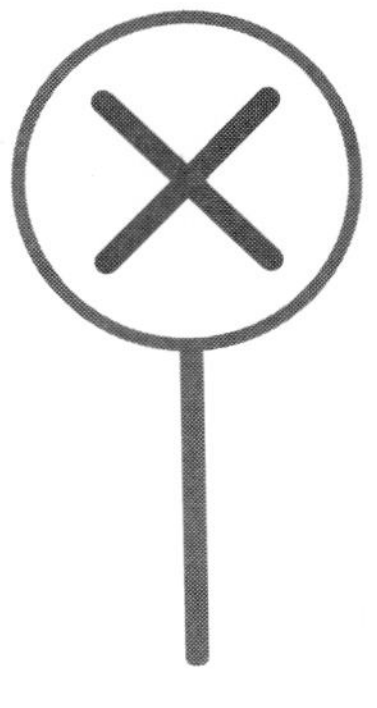

コンドームの一般的な使用による避妊失敗率は※20％前後です。

正しく使用すればもっと高い確率で避妊できるかもしれませんが、破損したり、外れたりというリスクと常に隣り合わせでもあります。

つけるタイミングやつけ方が間違っていたりと、**人によって大きく差が出てしまうため、避妊方法としては、確実性の低い部類**となっています。

※1年間その避妊方法を使用した１００人のうち、何人が妊娠するかを表した数値（パール指数）
Contraceptive Technology,20 ed,Ardent Media,2011 Table3-2 改変より

クイズ②

コンドームよりも
低使用量のピルの方が、
避妊効果は高い。

（答えは次ページ）

②の答え

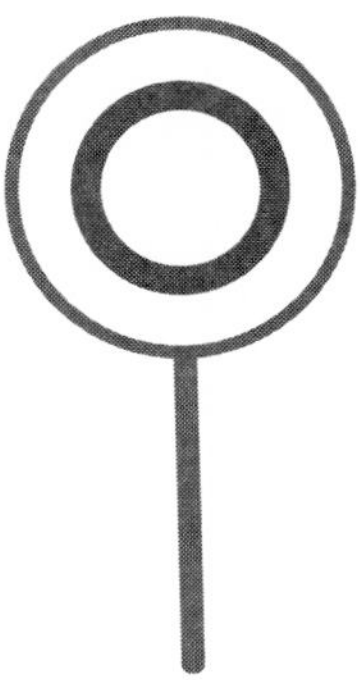

低用量ピルの避妊失敗率は※約0.3％です。飲み忘れを含めた場合でも※約8％の確率で避妊に失敗する可能性はありますが、**コンドームよりも避妊効果が高い**です。

低用量ピルは、女性ホルモンが入った錠剤を毎日服用することで排卵を抑制し、着床しにくくすることで避妊ができ、1～2日程度の飲み忘れはカバーもできる中で避妊効果を持続させることが可能です。さらに、低用量ピルは避妊効果だけでなく、生理痛の軽減、経血量（生理の血の量）が少なくなるなどの副効用もあり、月経困難症の治療としても使われています。

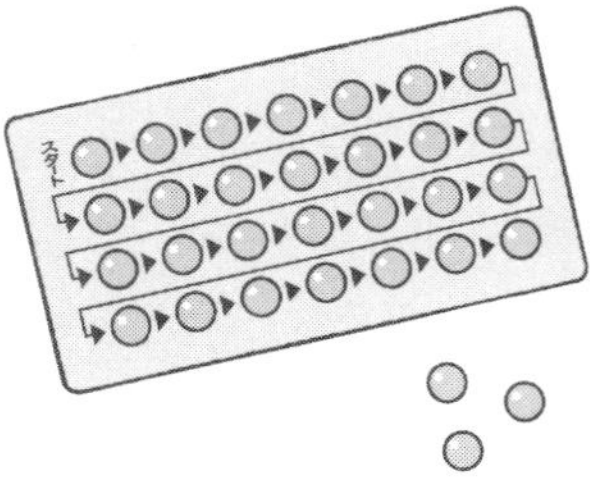

※1年間その避妊方法を使用した100人のうち、何人が妊娠するかを表した数値（パール指数）

クイズ③

セックスをする時、
ピルを飲んでいれば
コンドームを使わなくて良い。

（答えは次ページ）

③の答え

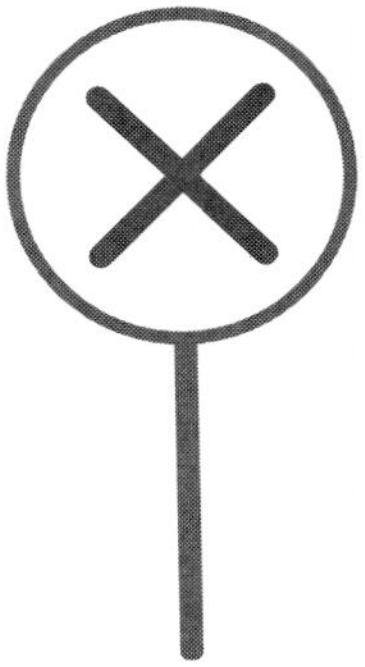

コンドームは、**性感染症の予防**として、大きな役割を果たします。

オーラルセックス（口と性器の接触）でも性感染症はうつるため、オーラルセックスの時もコンドームの装着が推奨されています。

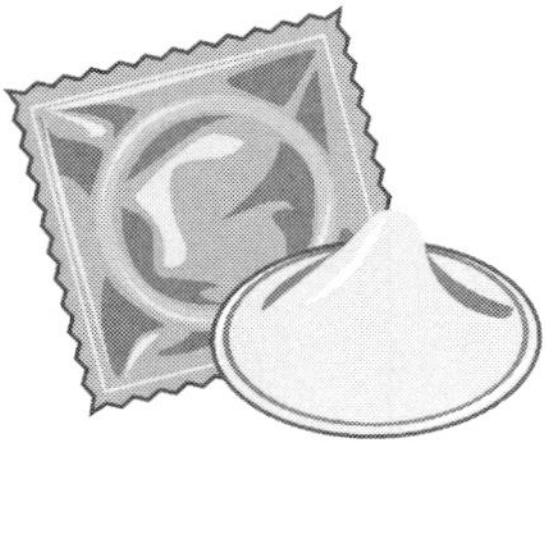

クイズ④

避妊に失敗した時や
性犯罪に巻き込まれた時など、
緊急避妊薬を内服する場合、
48時間以内に内服しなければ
高い確率で避妊することが
できない。

（答えは次ページ）

④の答え

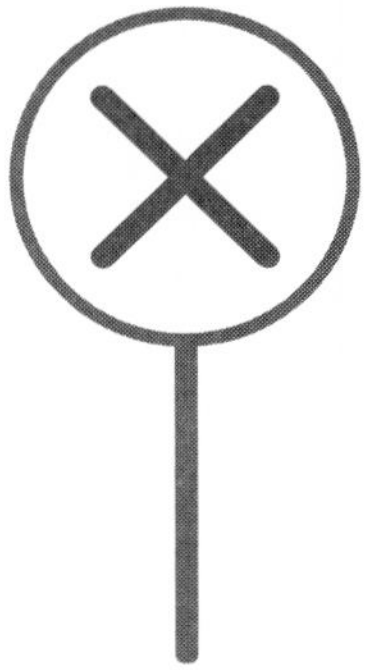

緊急避妊薬※1をセックスから**72時間以内に内服すれば、約85％※2の確率で避妊する**ことができます。

仮に72時間を過ぎても、120時間までは一定の避妊効果がある（ただし72時間以内の服用よりも避妊効果は劣る）とする考え方もあり、また、120時間以内であれば銅付加子宮内避妊具を装着する選択肢もあるので、過ぎたからといって諦めず、早めに産婦人科を受診し、相談することが大切です。

※1　レボノルゲストレル1.5㎎を1錠内服した場合

※2　日本産科婦人科学会、緊急避妊法の適正使用に関する指針より

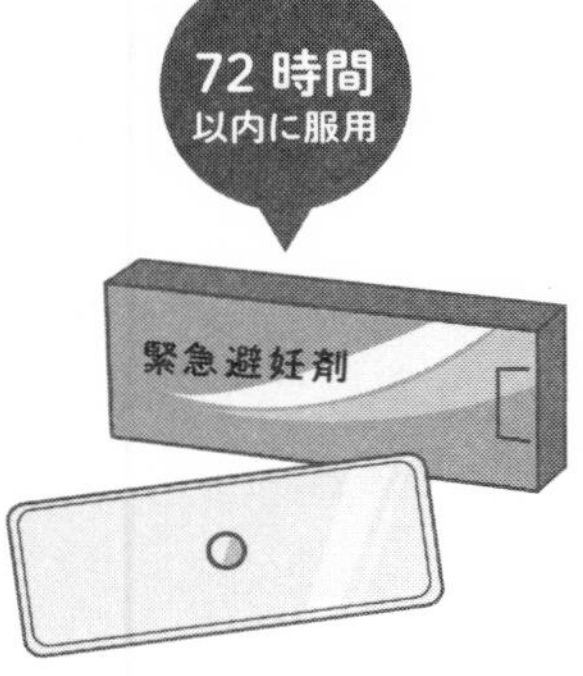

クイズ⑤

膣カンジダは、
セックス未経験でも
発症することがある。

（答えは次ページ）

⑤の答え

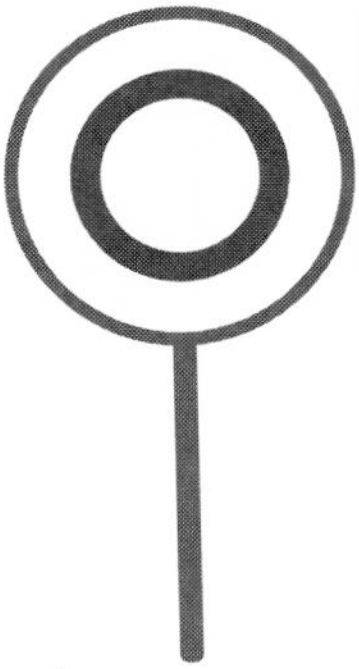

膣カンジダはカビの一種であり、膣内に常にいる常在菌です。
何らかの原因で膣内の細菌叢のバランスが崩れると発症しやすくなり、痒みを生じます。
セックスの経験の有無に関わらず、風邪を引いた時や免疫力が下がった時、抗生物質を飲んだ時などに、発症することもあります。

何問正解しましたか？

はじめに

性教育活動への想い

田中まゆ

本書を手に取っていただきありがとうございます。

はじめまして、助産師の田中まゆです。私は、助産師として病院に勤務しながら、思春期保健相談士として性教育活動に携わっています。

さて、いきなり「性教育◯×クイズ」を出題させていただきましたが、何問正解されたでしょうか。本書の中盤にも掲載しているこれらのクイズは、私が性教育活動の一環で行っている講演や講座で出題したり、知識としてお話ししたりしている内容や、よくある誤解をピックアップした一例です。

少しふみ込んだ内容に感じられたかもしれませんが、子どもたちが大人へと成長する過程で知っておいてほしい大切な知識。それは、保護者の方を含め、私たち大人にとっても同様です。

ただ、日本は性教育の分野では後進国で、これまで当たり障りのない内容だけを教えられてきたのが実情です。大人であっても正しい知識を習得しないまま、曖昧な情報を信じてきた方も少なくないと思います。

今でこそ専門的な知識を持っている私も、10代の頃からきちんと性教育を受けたわけでもなく、むしろ性に関することはタブーである家庭で育ちました。私自身もまた、性の悩みを抱えた経験、誰にも相談できない気持ちを抱えた経験をしたからこそ、助産師になるための勉強をしている時から性教育に関わりたいと思うようになりました。助産師として勤務し始めた1年目の頃より性教育活動に携わり、２年目の時にもっと積極的に関わりたいと思ったことから、思春期保健相談士の資格（一般社団法人日本家族計画協会認定）を取得しました。

主な活動としては、学校などで「小・中・高校の生徒対象の性教育」や「保護者向けの性教育」について講演するほか、ＳＮＳを使って情報を発信したり、ご相談に応じたり、意見交換なども行っています。また、２人目の子どもの妊娠中にコロナ禍となったことから、オンラインも積極的に取り入れて講座を行うようになりました。

これまで扱ってきた内容は、妊娠や出産、避妊、性感染症予防や防犯についてだけでなく、性の多様性、デートＤＶ、インターネットとの付き合い方とリスク、幼児期からの性教育、思春期目前の子どもを持つ親への性教育など、対象や要望に応じて形を変えながら性に関することなら何でも取り組むスタンスで活動しています。

前置きが長くなりましたが、本書は、マレーシア出身の熱血産婦人科医・山分ネルソン先生の動画チャンネル『Dr.ネルソンの～医学&タメになる授業～』の中で、先生と私が「性教育」について対談した内容をまとめた一冊です。

「性教育」というワードで抱くイメージはさまざまだと思います。堅苦しく考えてしまう人や、どうしても苦手意識のある人もおられるかと思います。本書を通して性教育が、そんな皆さんにも身近に、そして難しくなく捉えてもらえるようになれば幸いです。

プライベートでは、私は2児の母であり、先生は3児のお父さんであり、お互いに子育て真っ最中。対談では、そんな私たちの日々の出来事も交えながら話をさせていただいています。

今回、本書を出版するにあたり、新たな対談も加えるなど、子どもへの性教育について初めてふれるという方にとってもわかりやすいよう再編集しました。先生の産婦人科医としての専門的な情報も含まれますが、それよりもむしろ、3児のお父さんとしての率直な疑問や心配、お子さんからの質問の答え方で戸惑ったことなどにもふれ、本音トークが中心となっています。対談の中で先生からいただいた質問は、一般的な目線でも皆さんが知りたいことと近しく、それに対し思春期保健相談士として答えさせていただいていますので、気軽に読み進めてもらえればうれしいです。

皆さまのお役に立てることを願っています。

書籍化にあたって

山分ネルソン

皆さん、はじめまして、産婦人科医の山分ネルソンです。私はマレーシアの出身で、子どもの頃から日本に憧れていて、母国の高校を卒業後、18歳の時に来日しました。約30年前のことです。それから日本で薬学と医学を学び、現在は、自身が運営するクリニックの院長として、また、医師として日々、奮闘しております。

そんな私が、本書のような性教育に関わる書籍をなぜ出版することになったのか。はじめに、その経緯についてお話しさせていただこうと思います。

私が生まれ育ったマレーシアは、国民の多くがイスラム教を信仰しており、宗教的な教えから性的なことはタブー視され、性に関わる表現は一切禁止されています。私自身も性教育を受ける機会がなく、日本に来てまずカルチャーショックを受けたのは、コンビニエンスストアの店頭にアダルトビデオや雑誌が並んでいたことです。年齢制限があるとはいえ、誰でも手に取って見ることができるのですから、母国との違いにただただ驚きました。

とはいえ、学びを深め、医師としての知識を習得するにつれ、日本は性にオープンな国でありながら、性教育では後進国であることに気づき、来日時とは違う意味でショックを受けました。「何だろう、この矛盾は……」と、ずっと気になっていたのです。

また、学校などで性教育関連の講義依頼を受けることがあり、そこでさらに違和感を覚えるようにもなりました。講義で要求されるのは、「性感染症の怖さを教えてほしい」といった内容であったり、あるいは、望まない妊娠をしてはいけない、中絶は残酷なことで命を無駄にする行為である、など。このような要望を受ける度に、日本における性教育のネガティブなイメージ、暗い話しかしてはいけないという固定観念のようなものに、疑問を感じてきました。性産業と性教育のギャップを感じながら講義をしていて、これで良いのかと葛藤していたのです。

そんなある時、仕事を通して知り合いだった助産師のまゆさんが、性教育の分野で頑張っていることを知り、私が疑問に思っていることを含め、改めて「性教育」についていろいろ話を聞かせてもらいました。

私は産婦人科医である前に、３児の父親でもあります。子どもとの接し方や、子どもからの性に関する質問にどう答えたら良いのか、迷ったり戸惑ったりしてきました。それに、まわりの人から性教育について相談を受けることもあったのですが、医学的な観点からは答えることができても、相談への答えはそうではないということがわかるだけに、どのように答えれば良いのだろうとも、頭を悩ませていたのです。

まゆさんの話を聞いて、気づかされることがたくさんありました。そこで、私が気づかされたこと、わかったことを、もっともっとたくさんの人に伝えたいと考え、私の動画チャンネル『Dr.ネルソンの～医学&タメになる授業～』で、性教育について対談させてもらいました。すると、初回の対談動画から、多くの反響をいただき、私のように、一般的な性教育への知識を持っていない人、知りたいと思っている人がいることを痛感したのです。

対談といっても内容は、私がひとりの父親として、思春期保健相談士のまゆさんに質問するといった感じでした。ご覧いただいた方からたくさんのコメントをいただき、同時に多数の質問も寄せられ、シリーズ化して定期的に配信するようになったのです。

本書は、動画で紹介しきれていなかったスピンオフの話や、新たな対談も加えて編集しています。私のように、我が子にどのように性教育をすれば良いか迷っておられる親御さんたちの役に立ててもらいたい。まゆさんの力を借りて、そんな想いを書籍として形にさせることができました。

最後まで楽しく、気軽に読み進めてもらえたらと思います。

もくじ

第3部

伝え方のポイント＆実践編

※対談本文の名称表記について
田中まゆ（以下、まゆ）　山分ネルソン（以下、ネル）

第1部

性教育で「ホント」に伝えたいこと

日本の性教育って遅れてる？

ネル　まゆさんは、助産師として病院で勤務しながら、性教育活動もしているんだよね。

まゆ　はい、助産師になった当初から並行して携わっています。

ネル　その活動の流れからこうして対談することになったわけだけど、性教育に力を入れようと思ったきっかけはどんなこと？

まゆ　いちばんは、性の悩みを抱える子の「相談相手になりたい」と思ったことです。私は看護師免許、助産師免許を取得する過程で体のことや性のことももちろん学んで、知識を得ました。ただ、それらは、高校卒業後に専門的な道に進んだことで初めて得た知識も多いです。ではそれまで性のことで悩んだことがなかったのかと考えると、もちろん違います。自分も学生の頃から性の悩みを抱えたことはあったし、まわりの友だちが悩んでいる姿も見てきて、「果たしてここまで専門的な道に進まなければ得られない知識なのか？」と思ったんです。医学的にも正しい知識を持っている今だからこそ、間違った情報や勘違いなどはすぐに気づくことができますが、私のまわりでも、そして大人でも、間違った知識を持ち、噂レベルのことを信じているような人はたくさんいます。今は性に関する情報をインターネットなどで簡単に得られるわけですが、それらがすべて正しいとは限らないですし、情報過多で自分の状況が正しく理解できずに余計に混乱した結果、私のもとに相談に来る子もたくさん見てきました。だから、助産師として、正しい医学の知識を持って悩みを解決する手助けができればと考えました。

ネル　興味本位で調べて間違った情報を信じるのって危険なことだよね。

まゆ　そうなんです。日本の性教育ってかなり遅れていて、性に関する大切な知識は学校でも家でも教えられないのが現状なんですよね。

ネル　日本の小学校では、女子生徒だけを集めてカーテンを閉めた教室や体育館で指導する時間があるよね。男子生徒には、その時間はサッカーでもやっとけって感じで（笑）。

まゆ　ありますね（笑）。今は生理の話も男女一緒に授業をする流れもあったりしますが、女子だけ集めるというやり方は、現在の小学生に対しても根強く存在します。時期は地域や学校によって多少異なるんですが、だいたい修学旅行や林間学校の前くらいに実施されることが多いですね。

ネル　ちょうど初潮を迎えるくらいの時期でもあるね。

まゆ　はい、生理の話は比較的定番ではありますが、もちろん性教育の時間はそれだけではありません。男女が共に受ける保健の授業で、心身の発育・発達、機能のことなど、生理学的、医学的にアプローチした授業も行われます。ただ、学校では指導領域が限られていて、受精や母体のお腹で胎児が成長することについては出てきても、受精に至る過程や妊娠の経過は取り扱わないとされているんです。

ネル　それはおかしい。性教育の重要ポイントなのにね。

まゆ　根強く言われているのは「寝た子を起こすな論」。好奇心をあおってはいけないということなんですよね。「うちの子にはまだ教えないでほしい」という保護者の声もありますが、それだけではなく教育関係者にもそういう考え方の人はまだまだいますね。

ネル　先入観からの拒否反応というか、「性教育＝（イコール）セックスを教える」という認識は残ってるね。でも、いずれにしても、逆にふれないことのほうが、親に隠れて悪いことをしているというイメージにつながって、子どもたちは好奇心が高まる。これは、私自身の経験で思い当たるからね。

まゆ　学校で教えることは、文部科学省制定の「学習指導要領」に基づいていて、平成29・30年度に改訂されたんですが、大きく内容が軌道修正されたわけではありません。現在の小学校5年生の理科の学習指導要領では、「人は母体内で成長して生まれる」ことは教えるのに、「人の受精に至る過程は取り扱わないものとする」との注意書きがあります。中学校の保健体育で受精と妊娠についてふれられるんですが、先ほど話したように**「妊娠や出産が可能になるような成熟が始まるという観点から、受精・妊娠は取り扱うものとし、妊娠の経過は取り扱わないものとする」**と。つまり、精子と卵子が突然現れて受精します、妊娠します、そこで終了。どのようにして、精子と卵子が出会うのかということは扱わないんです。

ネル　それだと、避妊や性感染症予防の話につながらないね。

まゆ　はい、日本の性教育が遅れていると話したのはそこなんです。性教育には国際基準というものもあるんですね。それが、2009年（平成21年）にユネスコから発表された「国際セクシュアリティ教育ガイダンス」（以下、ガイダンスと略称）です。

ネル　ユネスコ？　あの無形文化遺産などで知られるユネスコ？

まゆ　はい、そのイメージが強いかもしれないですが、ユネスコは、国際連合の教育科学文化機関なので、性教育についても取り扱っていて、科学的根拠に基づいてどうあるべきかという基準が記されているんです。もちろん、国によって宗教観や価値観、特性や考え方などが異なるので、ガイダンスの内容は強制するものではありません。あくまでも目安なんですけどね。

ネル　なるほど、それは知らなかった。では、その国際基準から日本は何がどう遅れているの？

まゆ　詳しく話すと長くなってしまうので、いちばん注目するべきところだと、性教育を始める年齢ですね。ユネスコのガイダンスでは、5歳から表記されているんです。

ネル　えっ、5歳？

まゆ　ガイダンスは、年齢ごとにレベルを4段階に分けて学習内容が設定されています。レベル1は5歳から8歳。つまり、5歳から段階的な性教育の内容が始まっているんです。

そして、そのレベルごとに学習内容が書かれているんですが、「性教育」と聞いて多くの人が想像する、体の成長や生殖に関する内容はもちろんあって、そのほかにも人権やジェンダーのこと、価値観の違いなど、性教育の内容としてかなり多様な分野にわたって書かれています。

ネル　性教育って、体や生殖に関することだけじゃないんだ！　5歳の内容から書かれていることにも驚きだけど、性教育はセックスにまつわることだけじゃないということが、ちゃんと明記されているんだね。知らなかった。

まゆ　そう、まさしく「性教育＝セックスを教える」だけではないんですよね。とはいえ、やはり生殖に関連する部分がいちばん「やりにくい」「どうすればいいかわからない」と苦手意識を持ちやすいですし、そこをどうするべきかが皆さん悩まれると思うので、ここでは体や生殖のことについて特化してお話ししますね。

ネル　そうだね、そこが知りたい！

まゆ　話を戻すんですが、レベル1の5歳から8歳の段階で学習する内容には、「妊娠は、卵子と精子が結合し、子宮に着床して始まる」ということが入ってきます。つまり、先ほど話した日本の学習指導要領の中学校で教える内容は、国際基準のレベル1に該当するんですよね。でも、日本の学校ではそこから段階的に内容が発展するわけでもなく、高校でどこまで性教育がなされるかも学校によってかなり違いがあるので、レベル1で終わりという状況が少なくありません。

ネル　遅れているのももちろんだけど、レベル1で終わりというのは現実問題として課題が残るね。私自身の話になるけど、私の生まれ育った国、マレーシアは日本以上に性の話はタブー視されているから、まず性教育を受ける機会がなかったんだよね。映画やテレビドラマでも性的描写はなくて、その先は神秘のまま。手をつないでデートをしていて、キスをする雰囲気になったら場面が切り替わって。すると、しばらくしたら妊娠の話になっていることもあって、これって極端な話になるけど、セックスの知識がないと「手をつないだら妊娠するの？」って思うかも。

まゆ　そんな風に情報が閉ざされていることももちろん、神秘的なイメージのままで、勘違いや間違った知識を信じてしまうことは問題あり、ですね。

ネル　自分が性に芽生えた思春期の頃、情報源は友だち同士の会話で、それをみんなで鵜呑みにしていたり。また、アダルトビデオや雑誌を手に入れたら、コソコソと見る。悪いことをしているという感覚もあって、そのスリルのようなもので好奇心が高まったのを覚えてる。あと、勝手な妄想でロマンチックなイメージを持っていたのに、生々しい映像や写真を見てグロテスクに感じて……。衝撃的すぎるし、イメージとのギャップのショックは大きかったな。夢が壊された気分。そういえば、今は産婦人科医として医学的な知識があるけど、何も性教育を受けていない若い時期に、朝起きた時の自分の下半身の変化に戸惑ったりしたよ。自分の体のことなのに、なぜそうなるかという知識もなかったんだよね。そんな環境で育ったから、勉強のために来日して驚いたのが、コンビニの雑誌コーナーにアダルト雑誌が並んでいたこと。アダルトビデオもレンタルできるし、もちろん規制はあるけど、日本はすごく進歩的で、性にオープンな国なんだと思ったね。

まゆ　なるほど。日本は性産業は先進国でも、性教育は後進国。そういう観点から考えると、すごく矛盾しているんですよね。

ネル　本当だね。性の話への偏見をなくすことはもちろん、性教育はただすれば良いというものではなく、指導内容が大事だということ。この対談で伝えていきたいことはたくさんあるね。

まゆ　はい。性教育の必要性、次回はこの話題を！

性教育の国際ガイダンスの概要

レベル1 5〜8歳	**赤ちゃんはどこから来るのかを知り、自分の体の権利を学ぶ。** ●妊娠は、卵子と精子が結合することで始まる。 ●自分の体に、誰が、どのように触れられるかを自分が決める権利を持つ。 ●何が適切なタッチで、何が適切ではないタッチなのかを理解する。
レベル2 9〜12歳	**妊娠の詳しい仕組みと妊娠しないための方法を知る。** ●排卵と射精の仕組みを理解し、この両方が妊娠には必要である。 ●性交しないことや避妊具の使用で意図しない妊娠を防ぐことができる。 ●成長に伴うプライバシーの必要性を理解する。
レベル3 12〜15歳	**妊娠にまつわるさまざまなリスクやメディアリテラシーについて学ぶ。** ●避妊法はそれぞれに異なる成功率、効能、副効用と副作用がある。 ●若すぎる出産や短すぎる出産間隔に健康上のリスクがある。 ●性的に露骨なメディアや画像は性的に刺激するもので、有害となりうる。
レベル4 15〜18歳 以上	**性に関する自己決定とそれに伴う責任を理解する。** ●子どもを持つか持たないか、いつ子どもを持つかを決定することができる。 ●パートナーとの性行動のためには同意は不可欠である。 ●性にかかわる意思決定は、法的責任を伴う可能性がある。

※国際セクシュアリティ教育ガイダンス〔改訂版〕より、体や生殖にまつわる部分についてのみ一部抜粋、要約。

性教育はなぜ必要？

ネル　前回、日本が性教育では後進国であること、国際基準とは開きがある話をしたんだけど、今回は原点に返って「性教育がなぜ必要なのか」という話。まゆさんは、生徒や保護者の皆さんに性教育の講演をしているということだけど、例えばどんなことを話しているの？

まゆ　お声がけいただいたところによってテーマは少しずつ異なるんですが、これまでの実績例だと、中学校の生徒を対象とした場合、学校教育の保健の授業ではなかなか取り扱えない、避妊や性感染症予防については学校の先生と相談のうえで、なるべく取り上げてきました。

ネル　その話をするには、性交渉について正しい知識を持つように指導をしないといけないね。

まゆ　はい、そうなんです。国際基準が記されたユネスコのガイダンスでは、レベル2は9歳から12歳が対象で、避妊や性感染症予防についての内容があり、その説明をするには当然セックスがどういうものかということが入ってきます（*35頁参照）。つまり、セックス、そして、避妊や性感染症予防は、それぞれ単体ではなくパッケージで教えましょうということ。私も講演ではセックスの話だけをするのではなく、避妊と性感染症予防のことをまで含めて話します。

ネル　性に芽生えたら、友だち同士で話をするのは自然なことだし、特に男子はインターネットで性刺激のためのアダルト動画をおもしろがって見たりすることが多いかも。ただ、そうすると、偏った情報を信じてしまうことになるよね。情報社会の今、どんなにフィルターをかけても抑制することには限界があるし。問題なのは、最低限の性知識すらない状態だと、自分たちで見たり知ったりしたことが、正しいことかどうかを判断できないこと。保健の授業では取り扱わないようだしね。

まゆ　「寝た子を起こすな論」も根強いですが、それ以前に、親世代の多くが今の子供たちと同じようにしっかり性教育を受けていない中で、**「自分もふみ込んだ性教育を受けないけど、大きなトラブルなく大人になっているし、わざわざ教えなくても大丈夫」**と考えてしまうんですよね。そうすると、性教育の必要性について考えない。これが実情だったりもしますね。

ネル　確かに、トラブルがないまま大人になった人には関心を持ってもらえないという高いハードルがあるね。でも、厚生労働省のホームページに妊娠と中絶の件数も発表されていて、実際には「望まない妊娠」があり、出産を諦めて中絶する数は20万件とも。私のクリニックには10代で妊娠し、育てられないからと中絶手術を受けに来る人たちがいて、その中には中学生も含まれているんだよね。中絶手術で心にダメージを負ってしまう人がほとんどで、術後の心のケアも私たち医療従事者の責任としてしっかりと向き合っているんだけど、そもそも、そうならないための知識をきちんと教えてもらっていないことが根底にある。

まゆ　避妊具があることは知っていても、1回ぐらいなら大丈夫、膣の中に射精しなければ大丈夫、いわゆる安全日なら大丈夫、という間違いを信じているのは子どもたちだけではないですからね。

ネル　そうだね。そのたまたまが、その後の人生に大きく影響することがあるから、自分たちの体のことやセックスの正しい知識を持ってほしい。

まゆ　はい、本当にそうなんです。避妊の方法としてコンドームを使うことは知っていたとしても、避妊のためだけだと思われていることも多いです。コンドームの使用は避妊効果だけでなく、それよりもむしろ、性感染症予防のためにも重要。なのに正しいつけ方、つけるタイミングも含めて、本当に予防行動を取れるように教えてもらう機会がないことが問題ですよね。頭ごなしに「10代はセックス禁止」と決めつけてしまうのは飛躍しすぎですし、問題視するところがズレてます。禁止するだけでは、いざそうなった時に予防することができない。そして、実際にトラブルになった時にどうすれば良いのか、その対処方法もわからずどうすることもできない。トラブルはケースバイケースで、スポット的に指導しても基礎知識がないとリンクしないですよね。だから、性教育は必要なんです。

ネル　産婦人科医の立場からも、そこは強調したい！

まゆ　性教育でよく言われるのが、**「性教育は、予防接種」**だということです。

ネル　なるほど、予防接種ね。フィクションの話を見聞きしても、予防接種を受けていたら、間違った情報を鵜呑みにしてしまう防御策になるよね。

まゆ　あと、どうしても被害者にならないためのことを考えてしまうかもしれませんが、自分の子どもが加害者になりうる可能性も想定しておいてほしいんです。知識がないことで、考えつかない中で誰かを傷つけてしまっていたり、幼い子ども同士の性的なトラブルも存在します。そして、幼い子が大人から受ける性犯罪も存在しますが、子ども自身その時は何をされたのかよくわかっていなくてSOSが出せない。大人になっていろんな知識が入ってきた時に過去にされたことがどういうことだったのか気づき、あとから傷ついたり、

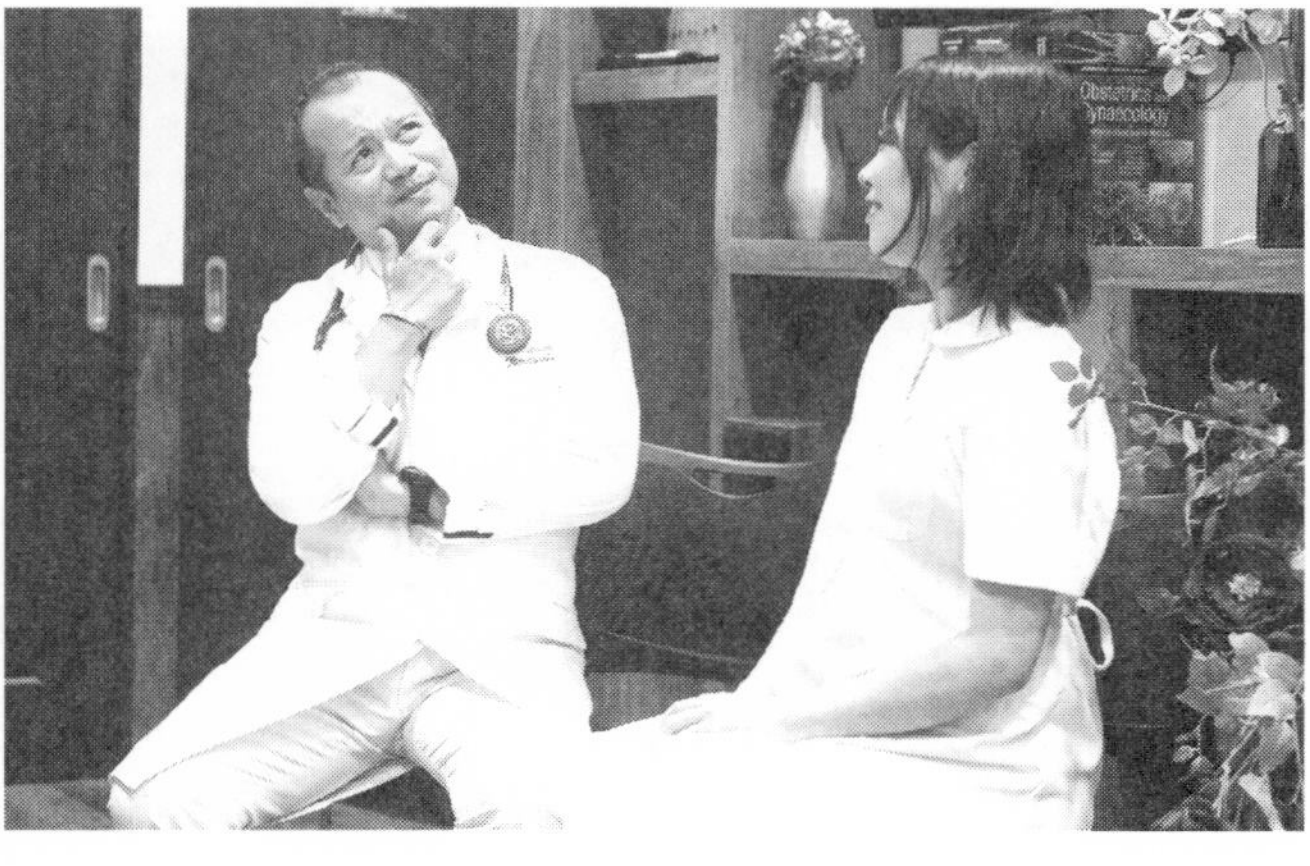

無意識下でトラウマとなっているケースもあります。親としては、トラブルがおこったその時に、適切なケアをしてあげたいですよね。

ネル　そう考えると、性教育の必要性はもちろん、ガイダンスの国際基準にあるように、開始時期は早いほうが良い。思春期の子どもにセックスの話をすると恥ずかしがったり、抵抗感を示したりするからね。

まゆ　そういうことなんです。偏見を持ったり、抵抗感のない幼少期に始めるとスムーズですし、話す内容は成長に合わせてステップアップしていけば良いわけです。

ネル　寝た子を起こすなと言ってもそのうち起きるわけで、アダルトコンテンツが当たり前にあふれてしまったこの世の中では、叩き起こされる可能性だって充分ある。いつ乱暴に起こされるかわからないくらいなら、優しく正しく起きられるような助けができるほうが良い。ぜひ、早めの予防接種を！

キラキラ性教育に物申す！

ネル　身を守るために性教育は重要で、「性教育は、予防接種」という話は、医師としての立場だけでなく、3児の父親として考えさせられた。学校では指導されないことは、誰が教えるのかということも含めてね。親もそうだけど、大人が必要性を理解して、正しい知識を持って伝えていかないといけないんだよね。学校での性教育の指導内容をすぐに改めるのは難しいから、まゆさんのように性教育活動に力を入れている人がいることも、改めて納得した。

まゆ　とにかく関心を持ってもらえないと、どんなことも理解は深まらないですからね。

ネル　避妊や性感染症、性犯罪予防のために性教育の必要性についての話をしたけど、もちろん、体の構造など学校で学ぶことも基礎知識になるから、そこもふまえておかないとね。

まゆ　はい、そうですよね。実はよくある性教育で、私が疑問視していることがほかにもあるんです。例えば、妊娠や出産について、命の大切さを強調して話すこと。それを「キラキラ性教育」と呼んでいるんです。

ネル　キラキラ性教育？　聞き慣れない言葉だね。

まゆ　私がそういう言葉に置きかえて話しているので、一般的には知られていない名称だと思います（笑）。

ネル　なるほど！（笑）では、キラキラ性教育のどんなところに疑問を感じているの？

まゆ　妊娠や出産の話を感動的に、奇跡的なこととして、ドラマチックに話すことです。

ネル　えっ、何でそれがダメなの？　命が誕生するのは感動的でしょ。

まゆ　もちろん、感動的なことであって、そこを否定しているわけではないんです。私も助産師という職業柄、妊娠・出産のことを話し慣れていますし、実際に性教育講演としても、学校側から「妊娠・出産のことを伝えてください」と依頼されることも多いです。でもその妊娠・出産の過程を話す時、「お母さんは毎日、あなたが生まれてくることを考えていたよ」などと母親全員が絶対にそうだったかのように話したり、つわりの辛さや出産の痛みを必死で乗り越えてきたことなど、つい「母親が頑張ったエピソード」を盛り込んでしまうことに、ちょっと待った！と言いたいです。

ネル　こんな痛みの中で生まれたんだよって、それは事実なんじゃないの？

まゆ　はい、そうなんですが、お母さんの頑張りを否定しているわけでもないんです。実際にその子どものお母さん自身が子どもに直接話す場面ならともかく、他人の第三者が性教育として、子どもに向かって妊娠・出産のことを伝えるなら、その話を聞いた子どもはどう感じるかということに着目してほしいんですよね。私も助産師としていろんな女性を見てきました。お腹に命を宿して身を削って大変な思いをして産んだ、生半可なことではない。それはそうなんです、そうなんですが、子どもは当然、自分の胎児や乳児だった時のことは覚えていない。だから、お母さんの頑張ったエピソードを強調して話してしまうと、そこだけがクローズアップして子どもの記憶に残ってしまいます。

ネル　子どもからすると抽象的な話だからね。子どもによっては、頑張って産んだことを恩着せがましく感じたり、「産んでくれと頼んでない！」と思ったりするかもね。

まゆ　そこなんですよね。性教育の中で、そういった妊娠中や出産の様子に続いて、だから、「命を大切にしましょう」「体を大切に、自分を傷つけないように」という話に持っていきがちです。そんな性教育の講演が、小学校の高学年から中学校で行われることも結構あるんですよね。

ネル　それだと、ちょうど思春期に入る頃だったり、反抗期の時期だったりするね。その年頃の子どもにとって「頑張って産んだ」「だから命を大切に」という話は、鬱陶しく感じるかもしれない。

まゆ　妊娠・出産は親にとっては一大イベントで、子どもが生まれた時の記憶ってかけがえのないものだと思います。一方、子どもの記憶は幼児以降に親と接してきた中でのことがメインです。子育てというのは出産したあともずっと続いていて、子どもはみんな育つ環境がそれぞれ異なります。愛情いっぱい受けとって育った子どもだけとは限らない。親は愛情を持っていたとしても、子どもにとってはそれがしがらみのように感じている場合もあるし、子どもには適切に伝わっていないかもしれない。親に自分の気持ちを尊重されなかったり、怒られながら育ってきたという感情しか残っていない子どももいます。そんな子どもたちに、小さい頃から今まで過ごしてきた長い時間のことをまったく無視して、妊娠出産のことだけを取り上げて「命を大切にしましょう」という言葉が響くのか疑問なんです。

ネル　ほんとだね。極端な話になるけど、虐待を受けてきた子どもは「産んでくれてありがとう」なんて思わないだろうしね。

まゆ　はい。虐待までいかなくても、親にわかってもらえない気持ちを抱えている子どももいますよね。「頑張って産んだ」「命を大切に」と強調しすぎることで、苦しい思いをする子どもがいるかもしれない。もちろん、実際の親子でそういう話をするのがいけないのではなく、それぞれの事情をわからない第三者が話すことは違うな、と。マイノリティーなこととしてしまうのではなく、ひとりも傷つけないような指導であるべきだと考えています。

ネル　複雑な事情を抱えている可能性を考えたうえで伝えることが大切だね。

まゆ　というか、その日初めて会ったような第三者から伝えられて、「そうか、親も大変だったんだ。普段反抗してしまってるけど感謝しなきゃ！」と素直に思えるような子は、遅かれ早かれ人生のどこかしらで、きっと自分でそう思えるので、わざわざ第三者が急いで伝えなくても大丈夫だと思います（笑）。

ネル　それもそうか（笑）。確かに感動エピソードは、大人の自己満足、理想の押しつけと捉えられる可能性があるね。まゆさんが言う「キラキラ性教育」の意味もわかった。多面的に捉えていかないといけないね。

まゆ　はい。命の誕生が感動的であることも事実、痛みと戦って産んだことも事実。どれも否定しているわけではなくて、そこをクローズアップしすぎない。性教育をするうえで妊娠・出産について話をする時に、特に注意したいところです。

性教育は誰がするべき？

ネル　今回は、性教育は誰がするのが良いかという話を。これまでの対談の中でも話してきて、「性教育を始めるのは、早いほうが良い」ということだから、いきなり答えてしまうと、やはり保護者がするのが良いということだよね。

まゆ　はい、日本の教育現場の現状や、性教育というものがこの何十年もやり方がなかなか変わってないことを考えると、保護者が性教育できればそれがベストだと思います。学校なのか、親なのか。性教育では定番の話題でもあって、「恥ずかしくて親では教えられない、性教育は学校にまかせておこう」と、実際、そう考える保護者は少なくないです。でも、学校は学習指導要領に基づいた授業の構成が多いので、親が教えてほしいことを学校では扱わなかったりします。それ以前に、性教育はセックスの話だけではなく、子どもが知りたいと思いつくこともそういうことだけではないです。子どもが成長する過程で質問してくることは、親しか答えられないことであったり、シチュエーションだったりもたくさんありますからね。

ネル　確かに。実は、私も自分の子どもから、男女の体の違いのことをお風呂で聞かれたりして、答え方がわからなくて戸惑ったことがあった。大人として理解していることを、子どもにわかるように話をするのって難しいね。答え方をちゃんと用意しておけば対処できたなと思ったし、よく考えるとこれも性教育に入るわけだね。

まゆ　はい、もちろんです。私は性教育の講演を、小中学校の生徒に向けて行うことも多いですが、実は、親向けに話す性教育にも力を入れていて、「我が子に伝える性教育」というテーマで幼少期からの始め方について話をしています。うちの子どももですが、先生のお子さんのように、お風呂に一緒に入っている時に質問してくることがよくあります。

ネル　子どもが小さい頃に聞いてくるのは、すごく身近なことで、その時に疑問に思ったことが多い。医学的な難しいことを聞いてくるわけでもないから、身構えなくて良いんだよね。

まゆ　そうなんです。もちろん、親自身が先入観で身構えてしまうのもわかります。でも、幼少期の子どもの好奇心は、もっともっと無邪気で素直ですよね。しかも、唐突だったりするので、とっさにどう答えたら良いか戸惑ってしまったり。ちゃんと教えようにも、「子どもはどのくらい理解できるの？」という疑問も出てきてどこまで話せば良いかわからなかったり。ですから講演では、親がどういう風に答えたら良いのか、ポイントをまとめつつ、実践的な対応について話したりしています。対応の仕方の原則がわかっていればスムーズなんですよね。

ネル　親が性教育をするからって、教えることをイメージするけど、そうではないね。聞かれたことに答える。そういう風に捉えたら、かなり気が楽になるね。

まゆ　子どもは、好奇心旺盛であっても突拍子もない質問をしてくるわけではないですよね。その質問に至った背景が必ずあるし、ある程度パターンが決まっていたり。だから、あらかじめ答えを想定しておいて、あとは親子間でのエピソードを交えるなどアレンジを加えてもらって、子どもの成長に合わせて段階をふんで答えていく。**幼少期に性教育を始めるメリットは、子どもだけでなく、親にもある**んですよね。

ネル　なるほど、またまた納得。思春期の子どもに性教育をすることを思い浮かべると、その方がハードルが高いよね。中学生や高校生にもなると、親に質問するより、子ども同士で話をするだろうし、インターネットで調べたりする。

まゆ　はい、そうなんです。誤解がないようにつけ加えておくと、何でもかんでもオープンに話さなければいけないとか、性にオープンな親子を目指さなければならないとか、そういう意味ではないんです。子どもが成長して、ゆくゆくは思春期を迎えます。その時にはもう、幼少期のようにざっくばらんには親子で話さないかもしれない。でも、小さい頃にちゃんと性に関することに向き合ってくれていたという記憶が残っていることで、親を相談相手のひとりとして考えられます。要するに、幼少期で性をタブー視せず向き合うことは、思春期以降**何かあった時に相談できる関係性**を築くことにつながるということなんです。

ネル　性教育を恥ずかしいものだと思っているから、学校で指導してほしいって話になる。でも、難しく考える必要はなくて、質問に答える。これはいつも日常的にしている会話と同じ。

まゆ　そういうことです。つまり、家庭での性教育は、コミュニケーションであり、日常会話の積み重ねなんですよね。

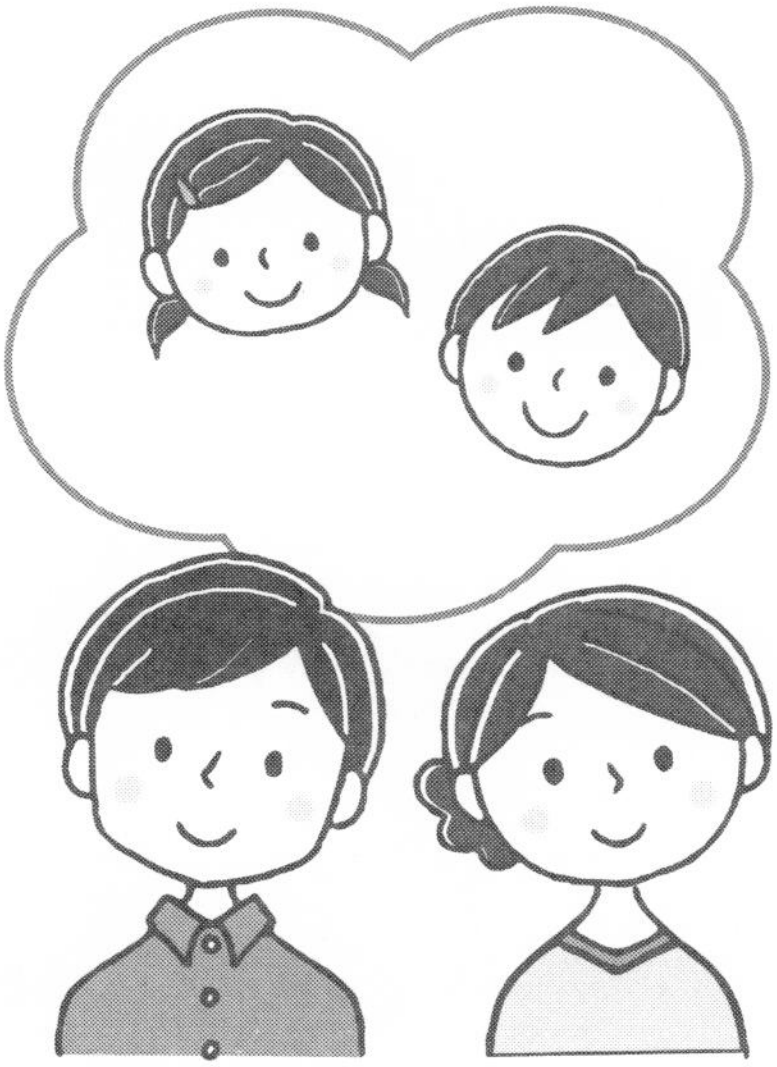

第1部 まとめ

寝た子を起こすな論は
通用しない！

◎偏った情報を信じてしまう前に、知識の予防接種を。

◎幼少期からの性教育、
結局やりやすいのは親のほう。

◎思春期に向けた親子関係の土台づくりにつながる。

第2部

性教育をするなら3歳が始めどき

お風呂タイムがチャンス！

ネル　「性教育を始めるなら、早いほうが良い」ということを広めるために、まゆさんは「我が子に伝える性教育」をテーマに親向けの講演をしているんだよね。

まゆ　はい、「幼少期からの始め方」という副題で、話をさせてもらっています。

ネル　いつ、どんな風に性教育を始めたら良いのか、私も3児の親として聞きたい！

まゆ　では、まず始めるタイミングから。私の考えでは、年齢は3歳くらいから始めてみるのがオススメです。

ネル　えっ、3歳？　国際基準の5歳よりさらに早い。うちの1人目の子どもはもうその年齢過ぎてる！（汗）

まゆ　もちろん、これはあくまでも目安。なぜ3歳と言ってるのかというと、いろんなことに興味を持って自分から質問してくるようになり、そして、こちらが話す内容も受け止めてくれる、言葉のキャッチボールができるようになってくるのがだいたい3歳くらいなんですよね。絶対に3歳からだと強調したいのではなくて、子どもの行動や成長として、興味があって聞いてくる、見た物を把握する力などが身についてきて、会話としてコミュニケーションがとれるようになっている。そのくらいの素直にいろいろ聞いてきてくれる時期に始めるほうが親も性の話題を出すということを練習しやすいと思うんです。

ネル　そういえば、うちの子どもたちの話なんだけど、一緒にお風呂に入っていると、娘が「パパはついてるのに、私はついてないね」と言ってきた。息子は自分のおちんちんを触って見せてきたりして遊んでいたのが、そのくらいの年齢だったな。

まゆ　あっ、そうです、性教育を始めるならお風呂タイムが最適なんです。お風呂タイムは、男の子と女の子の体の違い、大人と子どもの違いだったりを、子どもが見た目で気づくシチュエーション。だから、質問してきたら、その時が始めるチャンスなんですよね。

ネル　なるほど、男の子はおちんちんの存在に気づき、女の子は自分におちんちんがないことに気づく。教えなくても自分で気づいて、不思議に思って聞いてくる。これって、子どもが成長しているってことだね。

まゆ　はい、すごく自然にたいていの子どもは、同じような道を通って成長するもの。前にも話をした「お決まりのパターン」でもありますよね。「ちんちん・うんち・おっぱい」のような言葉が大好きなのもこの時期ですし、先生がさっき話していたように、男の子なら、自分のおちんちんを触って伸ばして遊んだり、無意識の部分もありますが、体の構造に興味を持ち始めたサインだったりもします。

ネル　あるある話、どの子どもも必ず通る下ネタワードの時期（笑）。ただ、お風呂タイムや家の中でなら良いけど、外に出てもずっと「おちんちん」を連呼すると、親としては恥ずかしくてつい注意してしまうよね。あと、お風呂以外の場所で、性器を触っていたりするのを見ると、「ばい菌が入るから触っちゃダメ」などと強めの言葉で言ってしまったり。

まゆ　それも親としては、つい言ってしまいがちですね。ただ、ここで親の対処法としての注意事項を。子どもは、怒られると萎縮してしまったり、人前で親が恥ずかしがっているのを見抜くと、逆におもしろがってさらに繰り返したりするんですよね。話をお風呂タイムに戻すんですが、体の違いについて聞いてきたら、その質問についてだけ答える。「教えなきゃ！」と思って、いろんな知識をあれこれ教える必要はないです。知識を教えることも大事ですが、それと同時に、マナーについても話をしてほしいんですよね。

ネル　ほんとだね、つい怒ってしまうのは親の都合であって、子どもに悪意はないわけだから、注意するなら理由を話さないといけない。それと、お風呂タイムはチャンスだからといろいろ話しても、子どもが知りたいこととは違ったり。せっかくのチャンスを逃さない、というか活かすためにも、対処法には注意が必要だね。

まゆ　はい。注意点や対処法も含めて性教育にはコツがあるので、次回はその話を！

幼少期の性教育の3つのコツ

ネル 親が子どもに性教育をする時、ついやってしまいがちなことの話で、注意することや対処法があるって言ってたよね。コツがあるとも。

まゆ はい。幼少期の子どもへの性教育は、教えるというより質問に対してどのように対処するか。だから、質問に答える時のポイントをおさえておけば、あとは応用できるので割合スムーズだと思います。ポイントは3つ。**1つ目は、質問を受け入れる。**

ネル 質問を受け入れる、それってどういうこと？

まゆ 簡単に答えられる質問なら良いんですが、質問によっては、とっさに答えられない時ってありますよね。特に性に関する質問を突然されると、親が動揺してしまったり。でも、「良いこと聞くね」とか「よく気がついたね、すごいね」「そんな質問ができるようになったんだね」と、まずは質問を受け入れれば良いんです。注意点は、動揺を表に出さないようにすることです。

ネル なるほど。そう言えば、照れ隠しで不機嫌そうにしてしまったことがあったかも。

まゆ 確かに、唐突だったりすると「どう対応しよう」「めんどうだな」って、態度に出てしまったり。その時のもう1つの注意点は、親が子どもを怒らないこと。さっきの話のようにあからさまに焦らないようにも気をつける。子どもは意外に親の反応をよく見ていて、「これは聞いちゃいけないことだったんだ」と思ってしまって、質問してこなくなったりします。なので、質問したことに対して否定したり、怒ったりせず、気づいたことを褒めてあげてほしいです。もし、褒めることが難しいなら受け流す程度でも。

ネル　質問を受け入れたということが、子どもに伝われば良いんだね。それでは、２つ目のポイントは？

まゆ　**２つ目は、ウソをつかず、質問に対してのみ答える。**よくやってしまいがちなのが、「赤ちゃんはどうやって生まれてきたの？」「どこから来たの？」という質問に対する答え。「橋の下で拾ってきた」と言ってしまったり、「コウノトリが運んできた」という神話的なウソをついたり。

ネル　私の出身地のマレーシアでは性行為で生まれてきたことを話せなかったりしてきたから、この質問には神話的に答えてしまいそうだった……。

まゆ　宗教的にも決まった言い回しがありそうですね。でもこの「ウソをつかない」は頑張ってやってもらいたいところですね。いったんウソの話をしてしまうと、そこから話がつながらなくなってしまいます。性教育をしようと思ったら、そのウソを撤回するところからしなきゃいけないことになる。余計にやりにくい状況をつくってしまいます。

ネル　なるほど。ウソをついてしまうともっとめんどくさいことになってしまうね。それに、家庭によって答え方が違うのも子どもを混乱させるかもしれない。それで、「質問に対してのみ答える」ってどういうこと？

まゆ　実はこの「質問に対してのみ答える」というところが、いちばんのカギ、なんです。子どもからの質問にいざ答えようと思っても、子どもからの質問ってざっくりとしてることが多いので、何をどこから答えれば良いのかわからなくなってしまいます。なのでもし、答えに困った時は、質問をオウム返しするのが良いです。「なんで、それが気になったの？」「〇〇ちゃんは、どう思う？」と。同時に子どもがなぜその質問をしてきたのかを想像してみてほしいです。すると、その質問に至った背景が見えてくると思うんですね。よくあるのが、幼稚園でお友だちに弟ができた時など。「ボクも弟がほしいな」ということが伝えたかっただけだったりもします。子どもは日常会話として聞いてきていることが多いので、質問に至った背景が見えてきたらそれについてコメントしたり、いちばん気になっている部分にだけ答えてあげれば会話は続いていきます。一問一答を心がけてもらえれば大丈夫。幼少期にセックスについてはじめから聞こうとする子どもはいないですからね。

ネル　確かにそうだね。気になった背景がわかったら答えやすいかもしれない。説得力ある！

まゆ　それではラスト。**3つ目は、気合いは不要。**頑張る必要はないんです。性に関する質問を子どもがしてくると、「チャンス！」と思っていろんな知識を一度に詰め込んで話をしたくなるかもしれません。性教育をきちんと教えようと思う保護者ほど、つい気合いが入ってしまいがちです。でも、家庭での性教育は何回も繰り返しながら、少しずつ子どもの理解に合わせて進めれば良いんです。

ネル　日常会話の延長という感じで話をしたら良いんだね。

まゆ　そうなんです。それに、うちの子どもでもよくあることなんですが、子どもの興味ってそれほど続かない時も多いんですよね。性に関する質問があって、「よし来た！」と思って答えて、どんな反応をするかなと内心ドキドキしてても、次の瞬間ぜんぜん違う話題になったり、近くのおもちゃに夢中になっていたり。

ネル　それはせっかく気合いを入れて答えても、拍子抜けしちゃうね（笑）。

まゆ　はい、ズッコケる時もよくあります（笑）。さっき話したように、大人がそんな質問してはいけないと思わせる変な反応さえしなければ、子どもは同じことを何回も聞いてきます。そしたら、繰り返し答える。子どもはこういう親とのやりとりが楽しいと何回も聞いてきますから、コミュニケーションとして会話のキャッチボールを親子で楽しめば良いと思います。また、答えるのを先延ばしにしてもOKです。親だって答え方がわからない時はあります。そういう時は、「なんて答えれば良いかわからないから、今度で良い？」とか、「ちょっとわからないから調べておくね」と、保留にしても構わない。正直にそう伝えれば、たいてい子どもは「うん、良いよ」と返事をしてくれます。

ネル　確かに、重く受けとめて答えようとする必要はない。親子の会話なんだからね。

まゆ　どのくらいの理解度で質問してくるかは、その子ども次第ですが、自分の子どもがどこを気にしているのかを見極めれば良いことなんですよね。3つのポイントをおさえて、気軽に対話をしながら、家庭での性教育を進めてほしいと思います。

子どもへの性教育の３つのポイント

1. 質問を受け入れる
2. ウソをつかず、質問に対してのみ答える
3. 気合いは不要

幼少期の性教育は子どもとの
コミュニケーションの積み重ね。
一度にすべて伝えるのではなく、
何度も繰り返し教える。
答え方がわからなければ、
答えを先延ばしにしてもＯＫ！

プライベートゾーンって？

ネル 子どもへの性教育では、マナーも教えようという話の続きを。外で下ネタワードを言わないようにさせるのもマナーだと考えると、注意だけではなく、その理由も教えないといけないよね。こういう時、どうしたら良いんだろう。

まゆ 知識とマナーを結びつけて性教育をするにあたって、まず、プライベートゾーンの概念を子どもに教えると良いと思います。

ネル プライベートゾーン？

まゆ プライベートゾーンは、水着を着たら隠れる部分と言われたりもします。胸や陰部、おしりなどですね。あと、口も入ります。まず大前提として、自分の体は自分の大切なもの。その中でも特に大切な場所があって、「口、そして水着で隠すところは自分だけの大切な場所で、簡単にほかの人が見たり触ったりして良い場所じゃないんだよ」と教えてあげてほしいんですね。

ネル なるほど、今の説明、すごくわかりやすい。確かに、胸、陰部、おしりは水着で隠すところだね。そこに、口も大切な場所として入る。これは子どもでも覚えやすいね。

まゆ まずは、体にはプライベートゾーンがあって、そこは自分だけの大切な場所で、自分が見たり触ったりするのは良い。でも、簡単に自分以外の人に見られたり触られたりして良い場所ではないし、誰かのプライベートゾーンをムリヤリ見せられたり触らせられたりするのもダメだよ、と。

ネル　プライベートゾーンのことも、お風呂タイムだと話しやすいかも！　お風呂に入っていると、子どもは親のプライベートゾーンを触ってくることがよくあるよね。

まゆ　そうですね。スキンシップだと思って、親もそのまま受け入れてしまいがちですが、プライベートゾーンは誰にとっても大切な場所で、お父さんとお母さんのプライベートゾーンも勝手に触ってはいけないことも教えてあげると良いと思います。うちの子どもにも3歳からプライベートゾーンのことを話していて、お風呂で私のおっぱいを触ってきた時、「やめてね。ここはどこだった？」って聞いたら、「プライベートジョーン……」と答えてくれました（笑）。

ネル　かわいい（笑）。

まゆ　はい、そうなんですけどね（笑）。もちろん、叱ってやめさせることが第一目的ではなく、プライベートゾーンの概念を理解してもらうために伝えていて、そうす

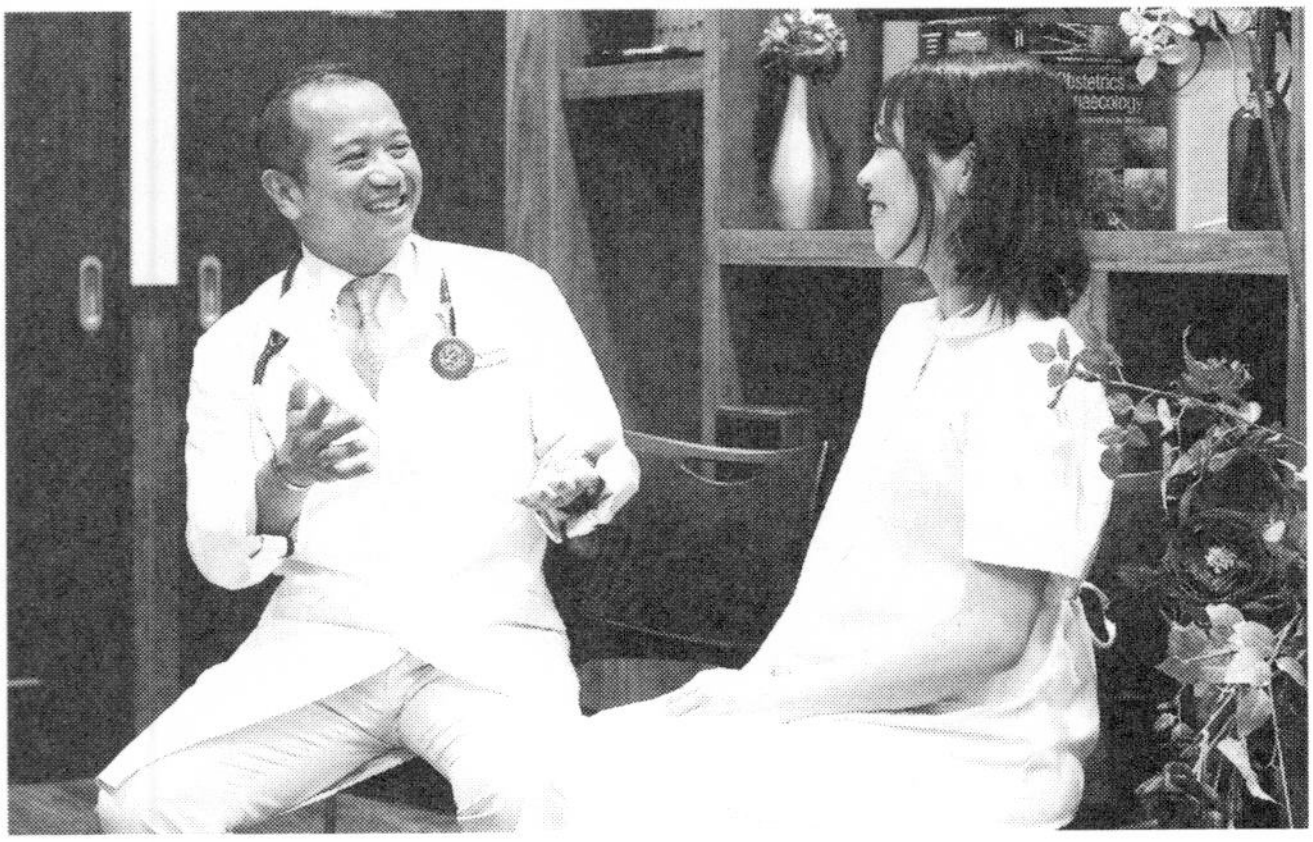

ればマナーを教えることにもつながりますからね。

ネル　確かに。じゃれ合いながらお風呂タイムを楽しもうと考えてしまうけど、親として、そこはおさえておかないとね。

まゆ　はい、子ども自身が自分の体を大切にすることを学ぶために、親自身も自分の体を大切にする姿勢を見せて良いんです。あと誤解のないように伝えておきたいんですが、特に母乳を長く続けていた子の中には、お母さんのおっぱいが安心材料になっている子もいますよね。あるいは、もうおっぱいから離れていたけど、下の子を妊娠したことでまたおっぱいに執着するようになった子とか。

ネル　そうだね、そういう子にはどうしたら良いの？

まゆ　そういった場合も無理に取り上げなければならないとか、一切触らせてはいけない、ということではないんです。まだ離れらないような年齢だったり、一時的に執着している場合、触れること自体を悪だとせず、スキンシップをとって良い。でも、子どもが求めるなら何でもかんでもＯＫとするのではなく、あくまでも親の体は親のもの。スキンシップをとるにしても、その前に「触って良い？って聞いてね」と同意をとるように教えてあげられると良いかなと思います。そういった親からの依頼も理解できて、赤ちゃんの時期と比較しても絶対的におっぱいが必要とはならない年齢という意味でも、３歳という区切りにしているんです。

ネル　なんと、ここでも3歳の理由があったとは！

まゆ　そうなんです（ニヤリ）。子どもが小さいうちは特に、子どもの体を見たり触ったり一切しない、親の体も見せない触らせないというのはさすがに無理な状況もたくさんあります。完全な「見ない、触らない」を目指すのではなくて、その人のものとして尊重する、同意をとるという行動が身につくと良いかなと思います。それは、人には「プライベート」なことがあることを伝えるきっかけにもなりますからね。体に関すること、性に関することは、プライベートなことだと。「プライベートゾーンのことを話すのはおうちの中だけだよ」「聞いて嫌な気持ちになる人もいるからやめようね」など。あとは、前回の項目で「答え方」の話をしましたが、「パパやママのプライベートなことだから内緒だよ」と、「答えない」選択肢ももちろんあって良いんです。

ネル　なるほど。プライベートゾーンの概念を教えると、家庭での性教育が進む！

まゆ　そうなんです。例えば、親が子どもの体を洗う時、「洗って良い？」と声をかける。また、トイレで拭いてあげる時も、「見て良い？　拭くよ」とひと声かける。こうして、親の方から子どものプライベートゾーンを尊重してあげる姿勢が大切です。

ネル　そうか、親が子どもの体を洗うことは当たり前だと思っているから、それは思いつかなかった。むしろ洗ってあげてると、知らないうちに上から目線になっていたかも。

まゆ　小さいうちは体を洗ってあげるのが自然で当たり前のことなんですが、成長すると、自分で洗うように促しますよね。この時も、プライベートゾーンは自分だけの大切な場所だから、自分の体を大切に扱うように話をして、「自分で洗ってみよう」と言って練習させることができます。そして、自分で洗えた時には、「すごいね」と褒めてあげる。すると子どもは、自分でできるようになったことに喜びを感じて、自分から洗いたいと言ってくるようになるかもしれません。

ネル　ほんとだね。自分のことを自分でさせるきっかけとして、こんな方法があったのか。

まゆ　これと同じように、プライベートゾーンを守っている下着を自分で洗う習慣も身につくと良いです。

ネル　プライベートゾーンそのものだけでなく、下着も簡単に見られて良いものではないもんね。今はカメラもとても身近なものになっているから、線引きすべきもの、自分自身を守る行動を促すことも必要になってくる。プライベートゾーンの概念は、子育てにつながっていて、いろんなことに応用できるわけだね。

まゆ　そうですね。あとは、男女の体の違いの話やプライベートゾーンの話をしている時は、あくまでも体の構造として話をするだけであって、性差を押しつけないようにしてほしいんですよね。「女の子なんだから○○じゃなきゃ」とか、「男の子だから○○しないと」など、一見よくある言い方だったり、たとえそれがポジティブな声掛けだったとしても、実は性別は関係ないことだったりしますよね。

ネル なるほど、体の違いの話から、男らしさや女らしさの話もしてしまうかも。

まゆ いわゆるLGBT、性の多様性の話などは少しずつ公で話題にされるようになりましたが、まず前提として、体の構造上の違いだけでなく、心で自覚する性別がありますよね。人の性別はグラデーションで、型にはまるものではないという考えた方がありますが、単に体の性別による「らしさ」という言葉を繰り返し聞くと、無意識下でその言葉に子どもは縛られてしまいます。これは子どもに限らず、私たち親世代も思い当たるのではないでしょうか。性差を押しつける言葉で、辛い思いをするかもしれないということにも気をつけてほしいなと思います。

ネル ほんとだね。うちのクリニックにもトランスジェンダー（出生時に割り当てられた性別と自身が認識する性別が異なる）の人がホルモン注射を接種するために来院するんだけど、ずっとひとりで辛い思いを抱えてきたという話を聞いたりする。それこそ物心ついた時からずっと悩んできたり辛い思いをしたりしてきた人に対して、キラキラ性教育のように妊娠・出産の一部分だけを切り取って、「人生は素晴らしい！」とはなかなか簡単には言えないし、大半の人が特に疑問を持たないような、性差の表現で傷ついていることもある。親は無意識でも子どもの気持ちに影響を与えるし、無意識だからこそ、注意しないといけないね。

まゆ はい。プライベートゾーンの話から、エチケットやマナー、ジェンダーの話にも発展したんですが、とにかく自分の体は自分だけのもので、その中でも特に大切な場所があり、簡単に人に見せたり触らせない、人の大事なところも簡単に見たり触ったりしないという理解は、防犯にもつながります。

ネル　そうだね、すごくすごく大事なこと。では、次回は防犯の話を！

性教育は防犯教育にもなる!

ネル　自分にとって大切な場所は自分だけ見ても触っても良い場所。それは、つまり、自分以外の人に見せても触らせてもいけない。このことを教えるベースとして、改めて、「プライベートゾーン」ってミラクルワードだね。

まゆ　はい。防犯意識を身につけさせるためにも、繰り返し教えてほしいんですよね。

ネル　低年齢の子どもへの性犯罪はあとを絶たない。そもそも子ども自身が猥褻なことをされたかどうか自覚できていないこともあるし、犯罪者もそこをわかって近づいていたりするよね。それに、子どもは嫌だと思っても怖いとじっと我慢していたり、親に話せなかったりという場合もある。

まゆ　そうなんです。だから、自分の体は自分のもの、その中でも特に大切な場所、プライベートゾーンは相手が誰であっても簡単に立ち入って良い場所ではない、という認識を子ども自身が持つことが大事ですね。そして、「いけないことをされた」と子どもが気づける防犯教育が重要です。警視庁の防犯標語で「いかのおすし」というのがあるのをご存じですか?

ネル　イカのお寿司?

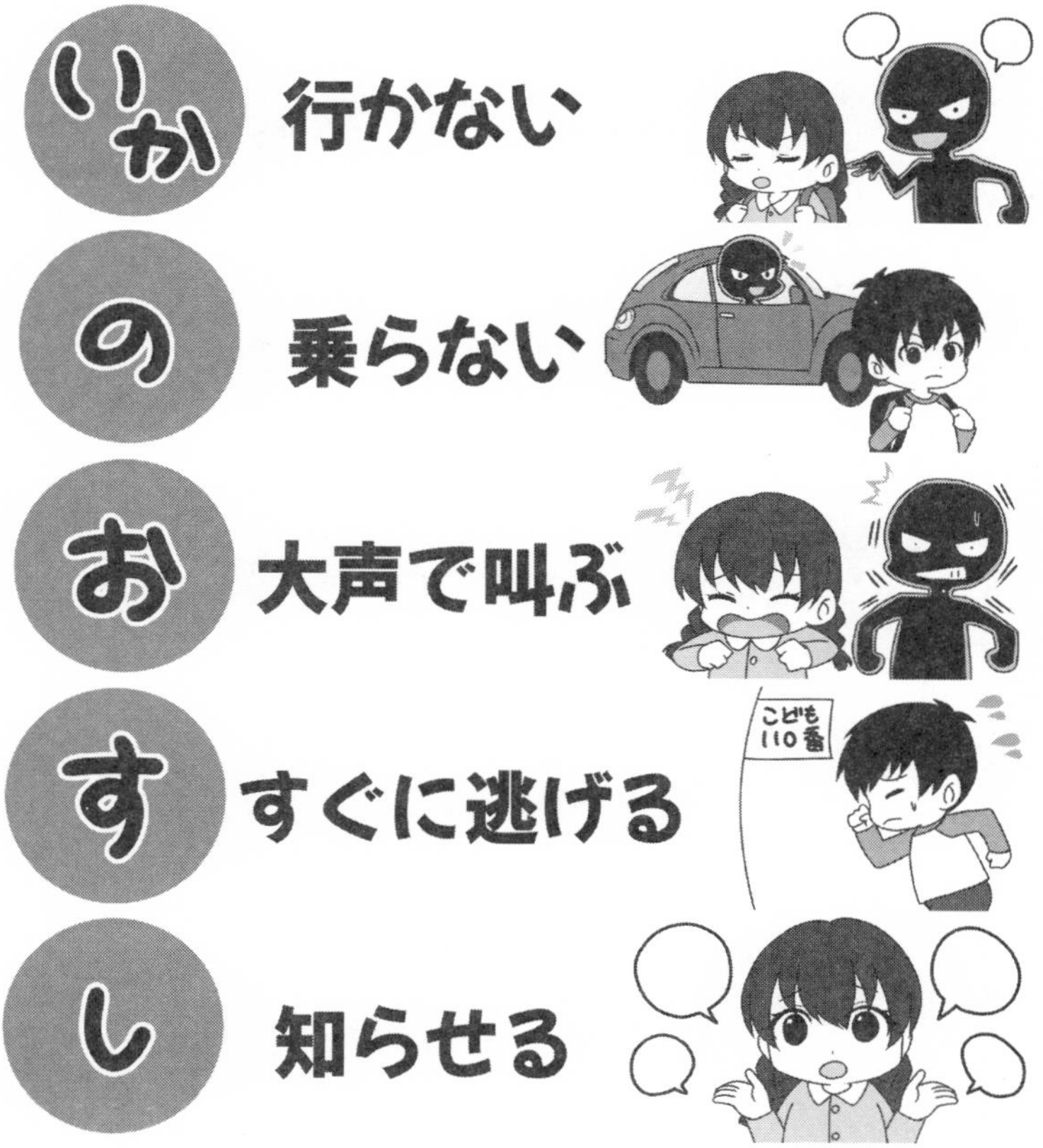

「イラスト／ひらい祐夢」

まゆ　「いかない」「のらない」「おおきなこえをだす」「すぐにげる」「しらせる」、これらの頭文字をつなげて、「いかのおすし」（*69頁参照）と防犯シーンを解説しているんです。知らない人について行かない、車に乗らない、怖い時は「たすけて〜」と大きな声を出す、怖ければすぐに逃げる、そして、親や大人にそのことを知らせる。これらを、わかりやすく紹介した動画もあるので、ぜひ、参考にしてほしいです。それはそれで大事な防犯教育なんですが、防犯を啓蒙するポスターって、悪い人は悪そうな人相で描かれていますよね。

ネル　あっ、確かに。怖そうなサングラスをかけていたり、全身黒い服の人、黒いシルエットに目つきが怖いイラストだったりするね。

まゆ　でも、犯罪を犯すような悪い人は別に見るからに悪そうな恰好をしているわけではないですし、実際に、特に性犯罪については身近なところでおきるケースも多いです。知らない人が声をかけてくるということももちろんありますが、どこかで見かけたことのある人、話したことのある人だったりすると、子どももすぐに警戒できるとは限らないですし、遊んだりしている中で被害に遭う可能性もあるんですよね。

ネル　その時に、自分の体の大切さ、プライベートゾーンの概念を理解していると、抑止力になるということだね。大切な場所に何かされて嫌な気持ちだった、怖かったと親に話そうともできるかも。

まゆ　相手が誰であっても「嫌だと思ったら『イヤ』と言っても良い」、たとえ言葉に出せなくても「逃げて良い」、そして「何かあった時は教えてね」ということを子どもに伝えておくことが大切で、それら3つをわかりやすく「NO」「GO」「TELL」（ノー・ゴー・テル）」（*72頁参照）と表現したりします。必ずしもプライベートゾーンに限らず、そして自分が感じた気持ちを大切にしても良い、というメッセージによって、まずは子ども自身が自分の体や気持ちを大切にできることが必要ですよね。

ネル　なるほど、わかりやすいね。

まゆ　この3つ、全部大事なんですが、これを子どもに伝えるうえで、私は特に、親の立場としては「TELL」の捉え方がいちばん重要だと思っているんです。「何かあったら教えてね」と事前に子供に伝えておくのは言いやすいと思います。大切なのは事後、いざ伝えてくれた時に親としてどういった対応をするかを想像しておいてもらいたいんですよね。「イヤ」って言えなかったかもしれない、逃げられなかったかもしれない、伝えるのが遅くなってしまったかもしれない。せっかく伝えてくれた時に、防げなかったことに対して、子どもを責めてしまわないようにしてほしいです。

ネル　子どもは、ついて行ってはダメだと言われていても、うっかりついて行ってしまうことがあるよね。そのことを、「あれだけ言われていたのに、ついて行ってしまった、だから自分が悪い……」と思ってしまうんだよね。

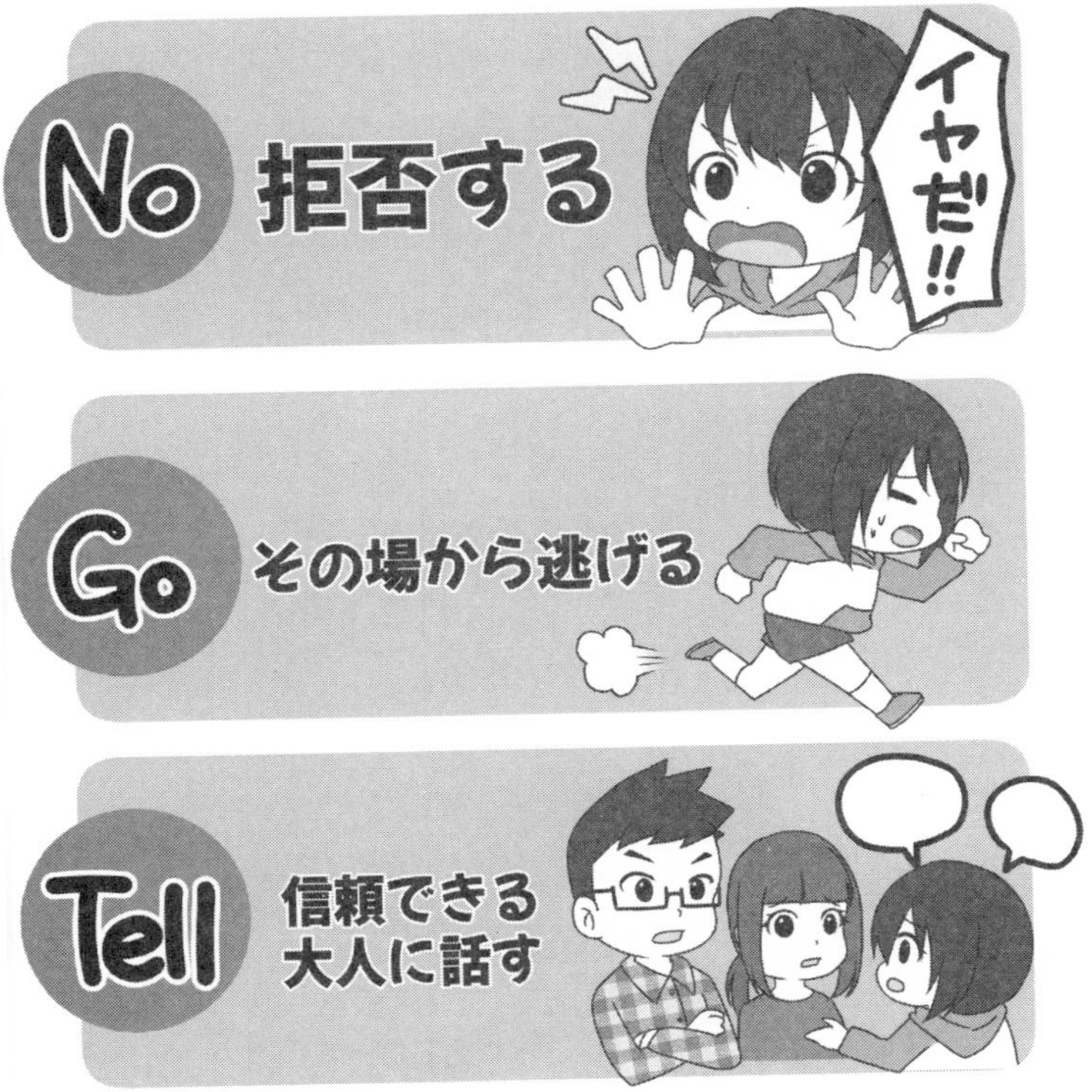

「イラスト／ひらい祐夢」

まゆ　はい。加害者から秘密にするよう言われていたり、「話したらママやパパに嫌われるよ」など、子どもの純粋な心を巧みに操っているようなケースもあります。犯罪を未然に防ごうとすることは大切ですが、防げなかったことは子どものせいではないんですよね。

ネル　普段から、あれダメ、これダメと言われていたら、子どもは言いにくくなるからそこも気をつけないといけないね。

まゆ　そうですね。子どもが言うことややることに普段からダメ出しが多いと、いざという時に言い出しにくくなってしまうかもしれません。それと、嫌な思いをしたことを話してくれた時、まず子どもの話をちゃんと信じること。そして、「話してくれてありがとう」、犯罪の被害に遭ってしまった時は「あなたは悪くないよ」と言ってあげてほしいです。これは別に被害に遭った時だけに限らず、普段の会話の中でも、子どもが何かを伝えてくれた時、子どもの訴えをまずは受け入れる、気持ちを尊重する、という対応は実践できると思います。

ネル　普段の親子の会話で、そういう関係性を築いておくことも重要ポイントだね。子どもはその時に何をされたかはわからなくても、ゆくゆく知識が入ってきた時、ふと思い出すことがある。大人になって蘇ることもあるからね。

まゆ　そうですね。被害に遭わないように、プライベートゾーンの概念を理解させることと同時に、防犯意識も身につけさせる。

ネル　防犯の合い言葉、「ノー・ゴー・テル」。そして、親自身も、もしもの場合に不必要に子どもを傷つけてしまわないように、日頃から子どもの訴えにちゃんと向き合う姿勢でいないといけないね。

第２部　まとめ

子どもの体と心を まずは親が大事にする！

◎子どもへの性教育の３つのポイント

1. 受け入れる
2. ウソをつかず、質問に対してのみ答える
3. 気合いは不要

◎子ども自身が、
自分の体と心を大切にできるメッセージを。

◎防犯は大事だけど、
防げなかったことは子どものせいじゃない。

続 性教育〇×クイズ

さて、ここで性教育〇×クイズ後半戦です！
よくある誤解、曖昧になりがちな知識をまとめてみました。
子どもへ性教育するうえで、
親が正しい知識を持っておくことも、とても大切。
これを機に知識の再確認とアップデートをしてみてください。

クイズ⑥

妊娠検査薬で
陽性を確認できる頃が、
妊娠1か月目である。

（答えは次ページ）

⑥の答え

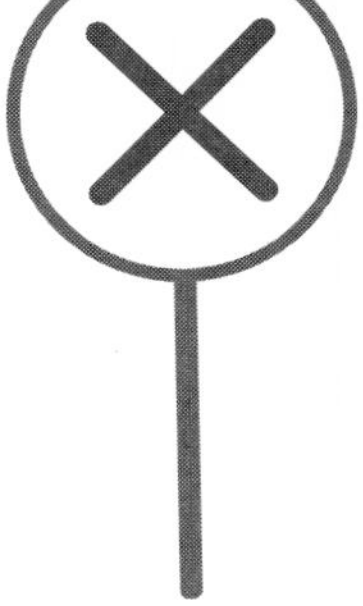

妊娠週数は少し遡って最終月経から数えるため、妊娠検査薬で妊娠反応陽性が確認できる頃は、**だいたい妊娠2か月頃（妊娠5〜6週）**になっています。

月経周期が規則的な場合は、次の月経が来る予定から1週間後、あるいはセックスから3週間後に妊娠検査薬で判定することができます。

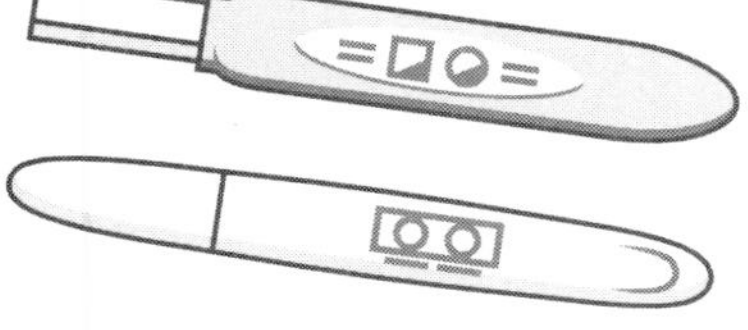

クイズ⑦

中絶ができるのは、妊娠22週（妊娠6か月の3週目）に入る前までである。

（答えは次ページ）

⑦の答え

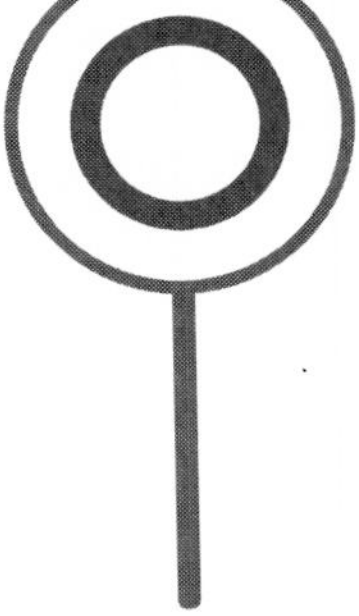

母胎保護法により、妊娠22週（妊娠6か月の3週目）に入る前まで人工妊娠中絶は可能です。つまり、妊娠21週6日まで中絶することができます。

今（2021年現在）の日本で中絶をする場合、妊娠時期により2つの方法に大きく分けられます。妊娠12週までを初期中絶と言い、子宮内容除去術として掻爬法または吸引法で行われ、ほとんどの場合は、日帰りでの処置が可能です。

妊娠12週以降の中期中絶は、陣痛促進剤を用いた分娩という形で行われ、通常は数日の入院が必要となります。

クイズ⑧

中絶の実施数は、
年々増加傾向にある。

（答えは次ページ）

⑧の答え

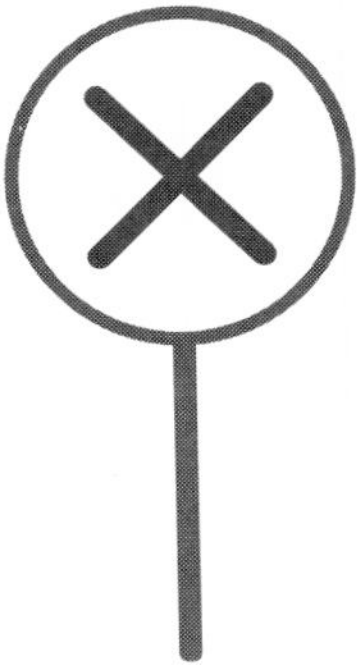

近年の中絶実施数※は、２０００年以降は減少が続いています。
長い目で見ても、１９５０年代以降、この60年間近くは減少傾向にあります。

※参考資料
平成28年版男女共同参画白書：年齢階級別人工妊娠中絶件数及び実施率の推移
人口統計資料集（２０２０）人工妊娠中絶数及び不妊手術数１９４９～２０１８年

クイズ⑨

中絶すると、
将来、妊娠しにくくなる。

（答えは次ページ）

⑨の答え

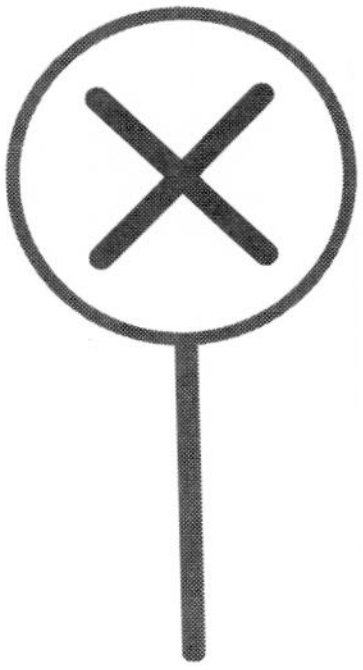

子宮内容除去術としては、中絶でも流産でも同じ方法で行います。

中絶のあとだけが、特に妊娠しにくくなるということはありません。

クイズ⑩

性感染症は、
誰でもうつる可能性がある。

（答えは次ページ）

⑩の答え

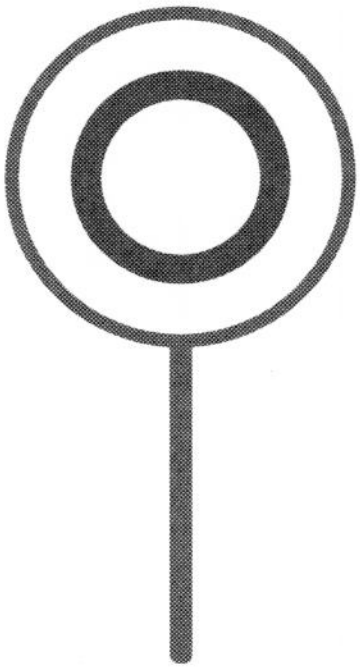

セックスの経験、あるいはオーラルセックス（口と性器の接触）があるならば、**誰でもうつる可能性のある病気です。**

経験人数が多い人や、多数の人と性的関係を持つ人、性風俗で働いている人だけがかかるというものではなく、性生活がある以上、誰もがその可能性を考えておかなければなりません。

第3部

伝え方のポイント&実践編

赤ちゃんってどうやってできるの？

ネル　まゆさんが話してくれた、性教育のスタート年齢とシチュエーションなんだけど、子どもが必ず聞いてくる「赤ちゃんはどうやってできるの？」のタイミングにも当てはまるよね。

まゆ　そうですね。実は5歳までの子どもの多くが赤ちゃんのことを聞いてくると言われています。私も講演や講座では「よくある困りがちな質問」として取り上げて、回答例を話しています。

ネル　実は、産婦人科医でありながら、私もどう答えて良いのか曖昧なままなんだよね。医学的には説明できても専門用語を使ってしまいそうだし、このくらいの子どもってどのくらい理解ができるのか検討がつかなったりも。

まゆ　いざ答えようと思っても、何からどう伝えれば良いかって難しいですよね。この手の質問がくると、大人だとどうしてもまずセックスのことが頭に思い浮かびがちですが、まず最初に答えることは、**『女の人が持っている赤ちゃんのもとと、男の人が持っている赤ちゃんのもとがくっつくとできるよ』**という表現が良いと思います。

ネル　なるほど、「赤ちゃんのもと」。すごくわかりやすい！

まゆ　まずはスパッと一問一答で答えると、子どもは「ふ～ん」と、とりあえず答えが返って

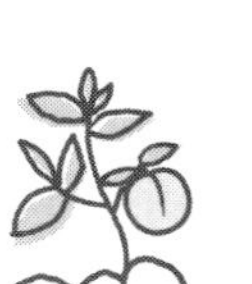

きたことに納得してくれると思います。そこで質問が終わる子もいますし、さらに詳しく聞いてくる子もいます。例えば「赤ちゃんのもとはどこにあるの？」と聞いてきたら、**『女の人はお腹の中に持っていて、男の人はおちんちんの後ろの玉の中にあるよ』**と答える。さらに「赤ちゃんのもとはどうやったらくっつくの？」と聞いてきたら、ここで初めてセックスの説明が答えとなる質問になったということです。**『赤ちゃんは女の人のお腹の中で育つから、男の人の赤ちゃんのもとを、女の人のお腹に届けるんだよ。そのために、おちんちんを女の人の膣の中に入れると、男の人の赤ちゃんのもとが泳いで行って、女の人の赤ちゃんのもととくっつくんだよ』**と、答えてあげてください。

ネル　かなり具体的だけど、その回答だったら、子どもにもわかりやすいね。当然、子どもの質問はこの順番どおりではないとは思うけど、答え方の例を知っておくと、性教育の備えになるね。

まゆ　定番の答え方でも想定しておけば、急に聞かれても慌てず、話ができると思うんです。気合いを入れれず、臨機応変に答えるようにすれば良いですし、**答えに困ったら、保留にしても良い**ですからね。

ネル　そうだ、性教育のコツ！「質問にのみ答える」ということだよね。

まゆ　はい、そのとおりです！だから、一度に全部話す必要はないんですよね。**子どもの**

理解に合わせて、だんだん詳しくしていけば良いわけで。それと、子どもの質問は、「どうやってできるの？」のほかにも、「どうやって生まれるの？」「どこから生まれるの？」と、何パターンかありますよね。うちの子どもが聞いてきたのは、私が２人目を妊娠しててお腹が大きくなっていくのを見て「赤ちゃんはどうやってお腹の中に入ったの？」でした。

ネル　へ〜、どんな風に質問されるかは、まさに、その時、その子次第だね。「どこから生まれるの？」の答え方も知りたいな！

まゆ　その場合は、**『おしっことうんちが出る穴があるよね。女の人にはおしっことうんちが出る穴とは別に、赤ちゃんが出てくる道と穴があるんだよ』**という感じでしょうか。

ネル　参考になる！

まゆ　３歳頃だとちょうどトイレトレーニングの時期でもあって、排泄という感覚がわかってくる時期なので、そういった面でも子ども自身、理解しやすいと思います。

ネル　ほほー、ここにも３歳から始める理由が！

まゆ　そうなんです（ニヤリ）。

ネル　そういえば、子どもに話す時の用語について質問。男の子の性器は「おちんちん」だけど、女の子はなんて呼べば良いのかな？

まゆ　地域によって昔ながらの呼び方があるかもしれないですが、迷ったら「おまた」で良い

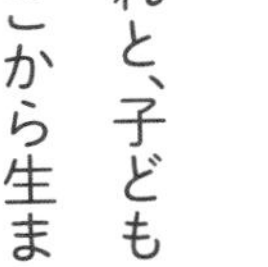

と思います。それぞれの名称をなんて表現するかって迷うことは多いと思うんですが、穴の話をする時も、**『女の子のおまたには3つの穴があって、赤ちゃんを産む穴は膣というんだよ』**と正式名称を伝えて話しても良いです。同じように、「赤ちゃんのもと」も、「精子」と「卵子」と言ってはいけないわけではありません。もちろん、子どもの理解度に合わせるということは大事なんですが、とっさに言葉をかみくだけなくて、その表現しか頭に浮かんでこないって状況もありますからね（笑）。子どもがちゃんと聞く姿勢になっている時の質問なら、知らない単語が出てきた時にさらに突っ込んで聞いてくれます。子どもにはまだ理解できないと思って言わないでおくのではなく、まずは簡単に説明してみる。まだ理解できないことはスルーされていきますし、繰り返し説明していくことで徐々に理解が進みます。

ネル　子どもは1回聞いただけではわからないし、すぐ内容を忘れて同じ質問をしてくるだろうしね。親も繰り返し答えているうちに、説明がうまくなるね（笑）。

まゆ　まさにそれです！　繰り返し答えることによって、親が体のことや性に関することを話すことに慣れることが大事です。膣や卵子、精子という言葉に、抵抗を感じる親御さんもいると思います。それに、ゆくゆくセックスの話につながると思うと話しにくい、恥ずかしいと思ってしまったり。でも、10歳くらいまでの子どもは性に関する話に先入観や抵抗感が本当にないです。セックスのことが知りたいわけでも、イメージもしていない。その時、知りたいと思ったことを聞いてきているだけなんです。

ネル そうだね。前にまゆさんが話していたように、赤ちゃんのことを聞いてきた背景が影響していたりするしね。

まゆ 子どもがまだ幼児期の場合、赤ちゃんができる仕組み、過程をいきなり理解することはまずないです。「ちょっと話しにくいな」と思う話題まで進む前に、繰り返し説明する中で、話すことに徐々に慣れていけるのがベストですね。

妊娠中や出産時の話はポジティブに！

ネル　赤ちゃんが生まれてくる話の流れで、性教育の視点から妊娠中や出産時の話をもう一度しておきたいんだけど、子どもって自分が赤ちゃんだった時のことを聞いてくるよね。そこで、生まれてきた時の話にも遡っていったり。

まゆ　はい、時期はそれぞれ違いますが、自分に弟や妹ができる頃とか、お母さんのお腹が大きくなるのを見たのをきっかけに、聞いてきたりすることはよくありますね。

ネル　「ぼくもママのお腹の中にいたの？」とか、自分の歴史、ルーツを質問してくるのは自然なことで、本能のようなものかもしれないね。

まゆ　自分のことだけど、本人は記憶がなくて知らないことで、妊娠・出産のことも含めてストーリーとして話をできるのは親だけですから、そのような話は、親が子どもに直接、その子自身のエピソードとして話してあげるのが良いですね。

ネル　キラキラ性教育の時にも話が出たけど、妊娠中や出産時の話をする場合、「頑張ったエピソード」のことなど気をつけないといけないことがあるよね。

まゆ　気をつけるポイントは、子どもにマイナスのイメージを残さないことですね。お母さんは体をはって出産に臨むので、記憶の１番目として、出産時の痛みやつわりの辛さが蘇ったりします。そして、ついそのまま「大変だったんだよ」という言葉から始めてしまいがちです。「ご飯が食べられなくてね」とか、「何時間も出てこなかったんだよ」とか。頑張ったエピソードを言いたくなるのはわかるんですが、子ども自身が聞いてうれしくなる話をしてほしいなと思っています。

ネル　お母さんは何か月もお腹の中で育てて、痛みに耐えて、自分の命をかけて産むわけだから、理解はできるけどね。帝王切開の場合も同じように、けっして楽ではないし。まゆさんも私もたくさんの出産に携わってきたわけだけど、まゆさんは実際に２人のお子さんを産んだ経験から、お母さんの大変さを理解できるよね。私の場合は産婦人科医であると同時に３児の父親だから、お父さんの立場からだと、３人とも生まれてきてくれた感動とうれしさ、これがまず１番目に残っている記憶。しかも、３人それぞれ感動のプラスαが違ったんだよね。自分のエピソードになるけど、３人目の子どもだけ妻に私がとりあげることを許してもらってね。分娩中は医師だけど、生まれた瞬間は父親。出てきた時は、もう、「かわいい」としか思ってなくて、うれしくて一瞬、医師の立場を忘れてたかも。30秒くらい空白の感覚で、泣き声を聞いて我に返ったのを覚えてる。もちろん、１人目と２人目も立ち合っていて、１人目の子どもが生まれた時は、３人家族になる実感がわかなくて、これから自分たちの人生はどんな風に変わるんだろうということを思ったかな。２人目の子どもの時は、分娩そのものは経験済みだから父親になるという実感がリアルにわいてきて、そっちの感動が大きかったね。

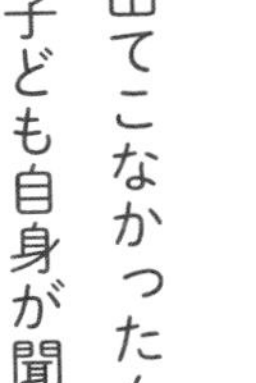

まゆ　とても貴重な経験談で、先生の心情がよく伝わってくる素敵なお話ですね。子どもの質問への対応のポイント1番目で、怒ったりせず、まずは「受け入れる」とありましたが、何を話したかっていう内容そのものよりも、会話の第一印象って結構残るんですよね。親から聞く話として、子どもの記憶の1番目は、親が自分の誕生を喜んでくれていた、そんな風に伝わるようなエピソードが理想的かと。とにかく、子どもにとって妊娠・出産はポジティブなイメージになるようにしてあげてほしいんですよね。頑張ったエピソードを話すのは、そのあとで良いわけで。

ネル　話をする順序が逆にならないように気をつけないといけないね。いくら幼少期の子どもに話をするからといっても、恩着せがましく感じさせないようにも。その意図はなくても、子どもにそう思わせないようにしないと。

まゆ　言葉のニュアンスが恩着せがましかったり、子どもを妊娠したことで親が夢や仕事など何かを諦めたとか、ちょっとした言葉の節々に子どもって結構デリケートに反応してしまうんですよね。親に悪気がなかったとしても。子どもの存在を尊重していることが伝わるように話せると良いなと思います。

ネル　帝王切開で生まれた、難産だったということが事実だったりすることもあるし、子どもが自分の本当の歴史を知りたいのも自然なことだから、隠すことではないよね。自分はそうやって生まれたんだと知ることで、親から大切にされていると受けとめてくれたら良いね。

まゆ　そうですね。痛みや辛さを話しても全然かまわないです。ただ、そのことだけを話すのではなく、それを乗り越えてどうだったという、その先のことや、お父さん、お母さんの気持ちもきちんと伝えてあげると良いですね。つまりは伝え方でポジティブなイメージを残してあげられるので、親子の会話を楽しみながら、良い関係を築いてもらえたらなと思います。

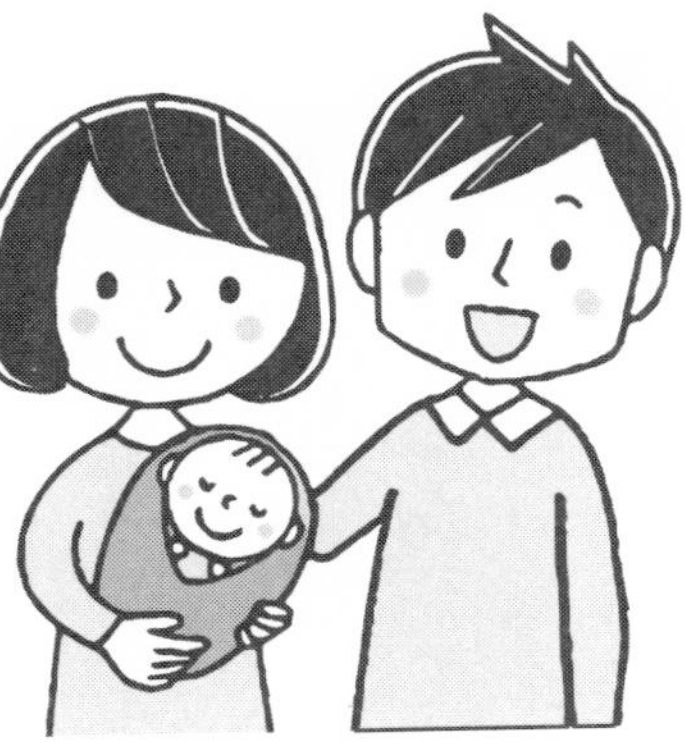

生理のことはどんな風に教えたら良い？

ネル　今回は、生理について。生理のことをいつ、どんな風に教えたら良いのか困っているという話をよく耳にするんだよね。

まゆ　もともとの性教育のイメージだと、生理については、学校の保健の時間で指導されるので、女の子が初潮を迎える頃に教えるもの、そんな固定観念があるかもしれないですが、私は生理の話も思春期より早い段階の幼児期から教えましょうと、親向けの性教育講座などで話しています。

ネル　ということは、3歳から5歳くらいってこと？

まゆ　そうですね。幼児期に説明を完結させるということではなく、子どもがまだ小さいからといって隠さなくて良いですし、小さいうちから伝え始めて良い、ということです。生理もお風呂に入っている時に、そういう話ができると思うんですよね。一緒にお風呂に入る時、みんなが裸になる。子どもは、大人の体は自分と違うなとか、男女の体の違いだったり、目に見えて入ってきて疑問に思ったこと、興味を持ったことを質問する。以前に話したこの続きになるんですが。

ネル　うん、どんな質問の時に生理の話題をふっていけば良いんだろう。

まゆ　タイミングとしては、お母さんが生理中の時のお風呂タイムです。ただ、生理中は、子どもとのお風呂を避けるお母さんもいるかと思います。

ネル　うちも「今日はパパね」と指名されたりはするね。それか、お母さんが服を着たまま子どもの体を洗ってあげていたり。

まゆ　お父さんが担当するというのはよく聞きますね。または、タンポンを入れてお風呂に入るというお母さんも割といます。

ネル　つまりは、あえて見せないようにしているんだよね。

まゆ　そうですね。でも、子どもに生理を教えるのもれっきとした性教育になるので、生理を隠さないということから始めてみても良いんじゃないかと思います。誤解のないよう言っておきたいんですが、これはわざと見せつけるということではないです。一滴たりとも血を見せないようにする、ナプキンをぜったい目につかない所に置いておくなど、隠すことに注意を注ぐのではなくて、生理中の日常生活を普通に過ごしていれば良いんです。

ネル　生理という現象自体、その人のプライベートなものだからね。そこをすべてオープンにしなければならない、というわけではないよね。

まゆ　はい、「頑張って隠さなくても良い」という認識で過ごしてもらえたらと思います。そうして実際に、お母さんの体から血が流れているのを見ると、子どもはたいてい驚きますが、おのずと質問がくる、そしてそれに答える、何度か繰り返すことで子どもも見慣れてきます。

ネル　見せないようにするのではなく、あえて隠さない。すると、子どもはびっくりする。その時はどういう展開になる、というか、どう対応すれば良いのかな？

まゆ　最初はお母さんの体から血が出ていることにびっくりはしますよね。「お母さん、血が出てる！　大丈夫？　ケガしたの？」と。

ネル　うん、きっとそう聞いてくるよね。

まゆ　この時、子どもはお母さんの体から血が出ていることが気になって「大丈夫？」と聞いてきているので、この段階での返事は、**『大丈夫だよ』**でＯＫ。ここで復習！　子どもへの対応の３つのコツ、２つ目の「ウソをつかず、質問に対してのみ答える」にそって対応すれば良いわけです。

ネル　そうだ、それね！　心配してくれてそう聞いてくれているんだから、まずはその心配に対して答えてあげれば良いんだ。

まゆ　**『生理だから大丈夫だよ』**と、「生理」というワードを出してもかまわないです。そういうことを何回か続けていると、やがてそれが普通になって、たまにお母さんは血が出ることを把握して、「今日は血が出る日なんだな」と特に驚かなくなります。

ネル　隠さないでいることで、そういう展開があるわけだね。

まゆ　子どもが、お母さんの体から血が流れているのを普通に見て、そういうことも受け入れるようになったら、**『今日は血が出る日だから、お母さんは湯船に浸かるのをやめておくね』**と伝えたり、お風呂以外の場面なら、**『横になってちょっと休むね』『体を温めるね』『早めに寝るね』**と、自分の体を労るところを見せても良いです。「生理＝痛くて嫌なもの」という扱いを見せるのではなく、**「生理＝体が頑張っている時」**だから自分でケアする、という姿勢を見せてあげるのが良いですね。

ネル　なるほど。それだとマイナスイメージになりすぎないね。生理痛の辛さを無理して隠す必要はないし、自分でケアする姿勢は自分の体を大切にする姿にも見えるね。

まゆ　そのとおりです！　そして、「なんで血が出るの？」と質問してきたら、次のステップへ。

ネル　ステップバイステップ。次は、具体的な説明だね。

まゆ　なぜ血が出るのか聞いてきたら、まずは、質問を受け入れる。「良い質問だね」と。「生理は何か？」というと、「生理は、赤ちゃんのお布団なんだよ」という表現が良いんじゃないかと思います。

ネル　赤ちゃんのお布団。簡単でわかりやすい表現で良いね！　私ならつい、子宮内膜と言ってしまいそうだった（笑）。

まゆ　さすがに子宮内膜はまだ難しいですからね（笑）。その質問がきたからといって、1から10まで生理の仕組みを全部一気に説明する必要もありません。子どもの理解度的に続けて良さそうなら、**『大人の女の人は、毎月お布団で赤ちゃんを迎える準備をしていて、**

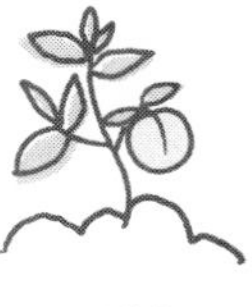

赤ちゃんができなかったらこうやって血と一緒に流れてくるんだよ』と話すと良いですね。

ネル　生理を隠さないことで、そんな風に教えられるんだね。すごく説得力があった。

まゆ　先ほど先生が話していたように、生理痛などの辛さも隠さずに理解してもらえば良いと思うんですよね。ただし、やはり妊娠・出産の話と同じように、ネガティブなイメージになってほしくないなと思うので、「今月も生理がきて最悪……」と思っているようなところを見せないようにしてほしいと思います。特に女の子の場合、その子もゆくゆくは生理を迎えるわけで、「あんなにお母さんが嫌がっている生理が私にもやってくる」と、憂鬱な印象にならないように気をつけてほしいです。

ネル　確かに、女の人は、初潮から何十年もつき合っていくわけだから、迎える前からそういうイメージはつけないようにしてあげないといけないね。

まゆ　体が頑張っている時期だから、眠かったり体調が悪かったりすることもある。だから、自分で体をケアしてあげることが必要なんだと、そんな風に理解してもらえるようになれば良いなと思います。

ネル　生理は体が頑張っている時期、男の子にもそういう風に話せば良いのか。しんどい、辛いのも事実で、自分がコントロールできない部分もあるけど、辛いのに「大丈夫」と言うのではなく、「体が頑張っている」と。これなら、お母さんも必要以上に無理しなくても良く、子どももお母さんを思いやることができる。なるほど、すごくわかりやすい表現だね。

まゆ　はい、私もこの表現の仕方はとても良いなと思っています。あと、生理の仕組みの理解が進んできた時、生理があるということの意味もちゃんと教えてほしいんですよね。初潮を迎えた時ってなんとなく「大人になったんだよ」みたいにぼんやり話しがちですが、初潮を迎えたということは、妊娠できる体になったということです。初潮を迎えたら体としては妊娠が可能になり、大人に近づいたということ。そして、その月に妊娠しなかった結果が生理だということをきちんと教えてあげてほしいです。

ネル　生理の意味、それは単に大人になった証ではなくて、妊娠という現象につながること。ピンポイントで話すだけでなく、ちゃんと関連を教えてあげないと誤解が生まれそうだね。

まゆ　そうなんです。生理が単に、なぜか毎月血が出てくるという理解だけで、妊娠と関連できていない中高生も中にはいます。そして、日本の性教育では長年、思春期の子どもたちに望まない妊娠を避けるための話はしたとしても、もうひとつ大切なこととして、「誰でも生物学的に妊娠することには限りがある」ということを教えてこなかったんですよね。

ネル　ほんとだね。晩婚化と晩産化で出産年齢が上がっていて、40歳を過ぎてから出産する人

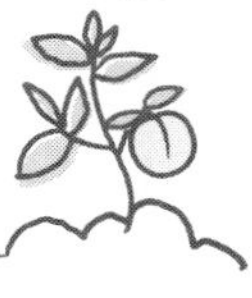

も増えている。有名人のそういうおめでたい話をニュースで見るから、不妊治療や医療が進んで余裕だと勘違いしている人がいるのも事実。でも、「40歳を過ぎても妊娠できる」ではなくて、正しくは、「40代でも妊娠することもある」ということ。

まゆ　そうですね。これまでの性教育では教えてこなかったので、「誰でも妊娠することに限りがある」ということを知らないままの女性は意外といますね。今の若い子は「35歳以上は高齢妊娠」ということは何かで見聞きして知っていても、逆に「35歳までなら大丈夫」という理解になってしまっていたり。だからといって、早く産んだ方が良いということを強調したいわけではないんですよ。女の子が今後の自分のライフプランとして、「何歳くらいに子どもがほしい」のか「何人ほしいのか」、あるいは「私は子どもはいらない」という選択肢ももちろんあるということも含めて、妊娠の限界という知識があるうえで考えてほしいんです。まったく知らないままタイムリミットに近づいてしまうより、先に知識として知っておき、自分の人生をどうしたいかを考えるきっかけになればとも思います。

ネル　確かに、妊娠・出産もライフプランに入れておくためにも、限りがあるということを知識として知っておくことは大事だね。今回も、どれもすごく参考になった。そのまま活用できる実践的な回答例、初潮を迎えた時に伝えておきたい話、皆さんも、ぜひ参考にしてください！

こんな時はどう対応する？

ネル　性教育の必要性に始まって、進め方や具体的な回答例、ここまでの対談は目からウロコの話ばかりで、納得と発見の連続。私自身も親の立場で性教育の知識を初歩から教えてもらった感じだったよ。

まゆ　私も母親として子どもと接していて日々いろんな発見があります。また、性教育の講演や講座の場で、保護者の方から質問や相談を受けて、自分の子育て経験とリンクしていることもあって、共有している感覚のところもあるんです。性教育は子育ての一環ですからね。

ネル　確かに生の声から学ぶこともたくさんある。そういえば、幼少期の性教育の入り口となる子どもからの質問、男女の体の違いを聞かれたらどう答えたら良いんだろう。

まゆ　その回答例については話してなかったですね。「どうして私にはちんちんがついてないの？」と聞かれたら、一問一答で「女の子だからだよ」のひと言でまずは大丈夫。男女2種類の体があって、あくまでも体の性別の違いによるもの、という認識ですね。さらに「なんで？」と聞かれたり、もっと知りたそうだったりしたら、性教育の絵本を見せてあげるとやりやすいと思います。性教育の絵本だと子どもも視覚的に理解しやすいので、子どもに何かを説明する時に活用しやすいです。

ネル　性教育の絵本なんてあるんだね。たくさんあったりするのかな、どんな風に選んだら良いんだろう。

まゆ　内容が性教育なので、セックスのことが描かれている絵本もありますし、はっきりとした描写のものもあるので、もしかすると絵本の種類によっては抵抗を感じる親御さんもいるかもしれません。まずは、**「親自身が抵抗感なく性教育を進めやすい本」**を選んでもらって大丈夫です。絵本だけで性教育を完結させるわけではないですし、絵本はあくまでも補助的に使うものですからね。

ネル　親が使いやすい本で良いんだね！

まゆ　絵本のタッチは、ふんわりしたものからはっきりと描かれたものまでさまざまです。内容も、単に「どんなことを扱っているか」だけでなく、「どんな風に使うか」によって変わってきます。私は、絵本の種類は大きく分けて2つあると思っていて、それはストーリーを追う**「読み聞かせタイプ」**と、いろんな図とその説明文が書かれた**「教科書タイプ」**に分けられるんですね。

ネル　「読み聞かせタイプ」と「教科書タイプ」。名前だけでもイメージしやすいね。

まゆ　この2つの呼び方は私が勝手に名づけました（笑）。

ネル　そうなんだ、なるほど（笑）。では、その2つはどんな風に分けてるのかな。

まゆ　まず「読み聞かせタイプ」ですが、性教育ではないほかの絵本と同じように、まさに子どもに読み聞かせる形で使う絵本です。内容がストーリー仕立てになっていて、絵本の最初から順番に文章をそのまま読み上げていくことで、性教育の内容を伝えることができます。自分からあまり質問してこないお子さんもいますし、特に子どもからの質問がない時でも、絵本を取り出して「この本読もう」と読み始めても違和感なく読めるので、日常に性教育を取り入れるのに役立ちます。もうひとつの「教科書タイプ」は、子どもから質問があって理解が進んでいって、ちゃんと説明したい時に使いやすいです。呼び方どおり教科書のように図と説明が書かれているので、いざ説明しようにも口頭だけでは難しい時に「その説明のところを一緒に見てみようか」と、ピンポイントで開いて話をするのも良いと思います。

ネル　なるほど、状況に合わせて使い分けられると良いかも。読んでいくだけで性教育になるのも日常的に取り入れやすいし、これってものを説明する時も、いざ言葉にするのって難しかったりするからね。私の場合、体のことを説明しようとするとどうしても専門用語が出てきてしまって、子どもにどうかみくだいて表現した

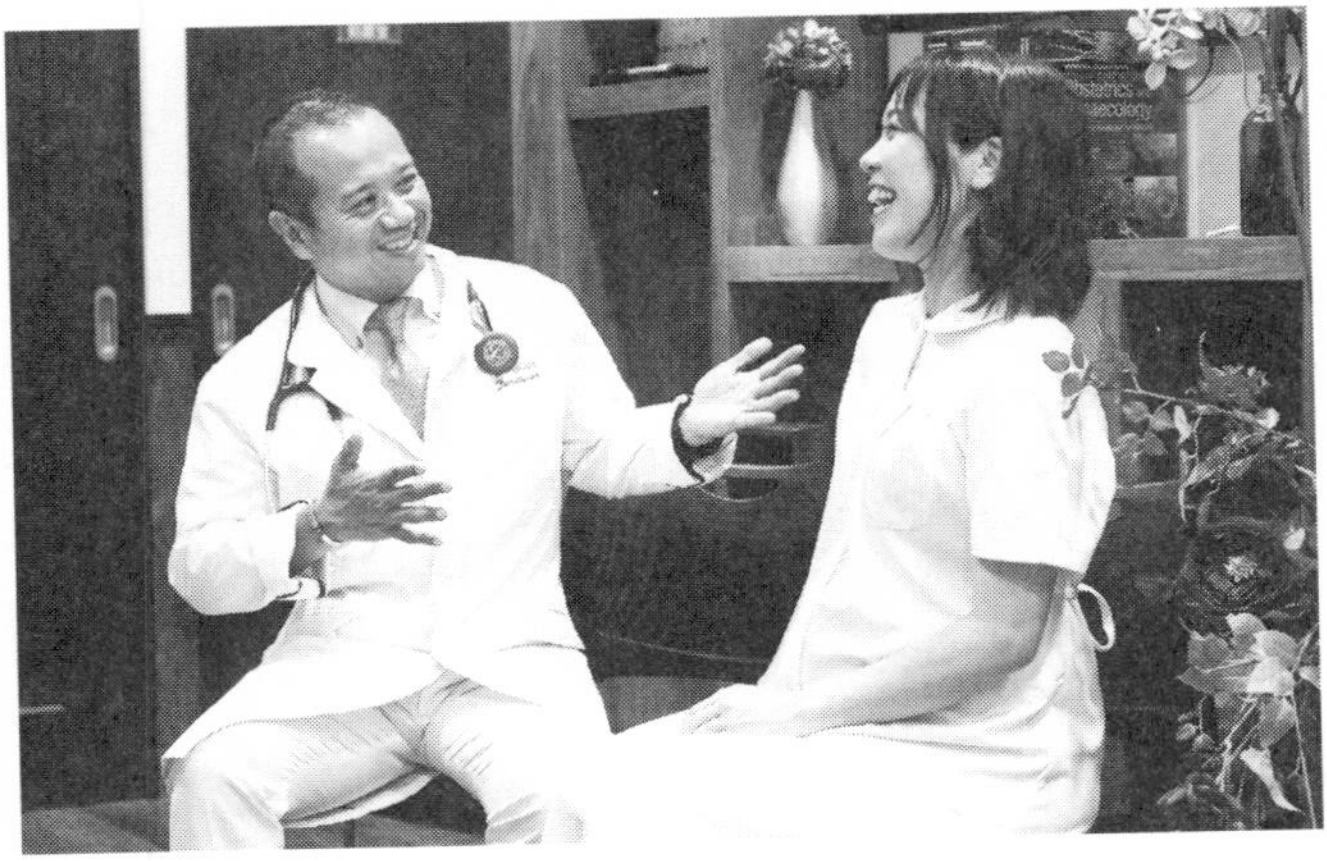

ら良いのかパッと出てくる自信がないから、そういう意味でも教科書タイプの絵本を使えるかな（笑）。

まゆ　私も専門用語が先に出てきてしまいます（笑）。私や先生みたいに医学を学んできた人は難しい説明になりがちですし、そうではない方は体や性のことをどう説明したら良いのかって実は難しい。双方からの意味で、子どもにわかりやすく説明するために「教科書タイプ」は使えると思います。ただし、図で解説するためにも描写はおのずと「教科書タイプ」の方が比較的はっきりしていますね。

ネル　教科書だから、ある程度はっきり描かれているのはもちろんそうだよね。

まゆ　どちらのタイプも、また描写のはっきり度合いも、何が良くて何がダメというものではないです。できれば親御さんがまず中身を見てみて、選べると良いなと思います。

ネル　絵本の活用はあくまで補助的に、親自身が使いやすいものを、ってことだね。親向けの講座でほかにも解説してると思うんだけど、よくある困った質問への回答例を聞かせてほしいな。

まゆ　では、マスターベーションの話を。子どもが自分で自分の陰部を触っているのを発見した時にどう対応したら良いか。

ネル　親としては気まずい場面だね。「やめさせなきゃ」「やめてほしい」と思う親が多いんじゃないかな……。

まゆ　幼少期のマスターベーションって実は結構あることで、これは無理にやめさせなくて良いんです。プライベートゾーンの概念だと、自分だけが見たり触ったりして良い場所なので、何も悪いことはしていないわけです。

ネル　確かに、自分のものだからね。それに思春期以降のマスターベーションとはまた少し意味合いが違うんじゃないかな。

まゆ　はい、そのとおりです。幼少期のマスターベーションは快楽を求めているというよりは、触っているとなんとなく落ち着くとか、手持ちぶさたで触っていることもよくあります。ちょうど手を伸ばした先にある場所ですしね。その中で気持ち良さを感じている場合ももちろんあると思います。また、発達段階としても自分の体の、特に性器に興味が出る時期でもありますよね。赤ちゃんが指しゃぶりをしたり自分の足をつかんだりしながら自分の体を認識していくのと同じように、自分の陰部も触りながら確認している成長過程でもあって。触っていると落ち着くと言いましたが、愛情不足とはまた違います。

ネル　自分の外性器や陰部に興味が出てくる時期には、引っぱってみたり、触ってやわらかいな、気持ち良いなと、本能的に確認しているんだね。

まゆ　そうですね。痒みや痛みがあって触ってる可能性もあるので、「どうしたの？」とまずは聞いて、確認はしてあげてください。あと、おもちゃを押しつけていたり、家具や床にこすりつけている場合は、刺激が強すぎて痛めつけてしまうのでそこは「大事なとこ

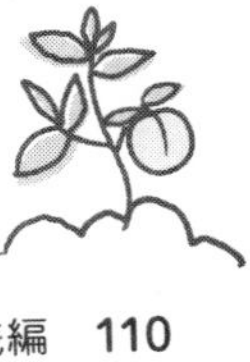

ろが傷ついちゃうからやめようね」と止めて良いです。危ないやり方ではなく、体にも異常がないとわかったら、次はマナーについて伝えます。自分で触るのは悪いことではないけど、人前ですることではない。「プライベートゾーンだから、人前ではしないでね」と。「お父さんもお母さんも見たくないよ」と言っても良いです。ルールとして伝えるのは、自分の部屋や布団の中、トイレなど、ひとりの空間ですることと、清潔にすること。「プライベートゾーンは命につながる大事なところだから、汚れた手で触らないようにしようね」「ちゃんと手を洗っておかないとばい菌が入っちゃうよ」と伝えることも大事です。

ネル　それは思いつかなかった。どちらかというと、触った後に「ちゃんと手を洗っておきなさい」と言ってしまうかも。

まゆ　もちろんあとで手を洗うのも大事ですけどね。でも、触る前にも手はきれいな方が良いです。陰部は汚れやすい場所ではありますが、体の部分そのものを親が汚いものとして扱ってしまわないように気をつけてほしいんですよね。汚いものとして扱っていると、無意識に罪悪感を植えつけてしまいます。

ネル　確かに。それも自分の体を大事にすることにつながるね。

まゆ　そのとおりです。伝え方と認識には気をつけておきたいですよね。陰部が汚いわけではなく、「命につながる大切な場所、自分の大切な場所。だからこそ、清潔にして大事にしよう」という姿勢を親が見せてあげるのが大切です。

ネル　マイナスなイメージを植えつけない伝え方は、性教育の基本だね。

まゆ　はい。親自身も普段からポジティブな伝え方を意識していたら、自然と身についてそういう風な話し方、考え方になっていくと思います。「こうしなければ！」ではなく、子ども自身を大事にするつもりで楽しく性教育を進めて、親子の関係を深めてほしいなと思います。

第３部　まとめ

子どもの理解度に合わせて対応！

◎聞かれたことにのみ答える。

◎マイナスイメージを植えつけない伝え方を。

◎性教育の絵本は、まずは親が使いやすいものを使ってみる。

幼少期のお子さんへ！
まゆさんのおすすめ性教育絵本

読み聞かせタイプ

だいじ だいじ どーこだ？
作：遠見才希子　絵：川原瑞丸　大泉書店
自分の体の大切さを小さな子どもにもわかりやすく伝えてくれます。
初めて性教育絵本を取り入れてみる時、まず手に取りやすい一冊です。

おちんちんのえほん
文：山本直英　絵：佐藤真紀子　ポプラ社
性教育としての内容をざっと満遍なく網羅してくれています。
描写がふんわりしているので、ハッキリしたものが苦手な人でも扱いやすく、性教育の導入として使いやすいです。

おしえて！くもくん プライベートゾーンってなあに？
監修：小笠原和美　制作：サトウミユキ　企画：masumi　東山書房
自分の体の大切さ、プライベートゾーンを踏まえて相手の体も大切にすることを、わかりやすく伝えてくれます。防犯について伝えやすい本。

ぼくのはなし
監修：山本直英　作：和歌山静子　童心社
『ぼく』という人間ができるまでを遡っていくお話。
セックス、受精、妊娠、出産をポップな絵で伝えてくれます。

わたしのはなし
監修：山本直英　作：和歌山静子　童心社
『わたし』の体を大切にし、守ること、そのためにどうすればよいかをハッキリと教えてくれます。

いいタッチわるいタッチ だいじょうぶの絵本
著：安藤由紀　復刊ドットコム
具体的な行為そのものだけでなく、心が『心地よい』と感じること、または、『嫌だ』と感じることの気持ちの大切さを伝えられます。

とにかくさけんでにげるんだ わるい人から身をまもる本
作：ベティー・ボガホールド　訳：安藤由紀　絵：河原まり子　岩崎書店
第三者からだけでなく、身近な人など、あらゆる場面を想定した防犯について伝えられます。身を守ることだけでなく、伝えてくれたあとの親の対応も参考にしたいところです。

教科書タイプ

あっ！そうなんだ！性と生
編著：浅井春夫 / 安達倭雅子 / 北山ひと美 / 中野久恵 / 星野恵
絵：勝部真規子　エイデル研究所
性と生にまつわる体の仕組みや心のことも詳しく教えてくれます。
後半は大人向けの詳しい解説もあるので、とても助かる一冊です。

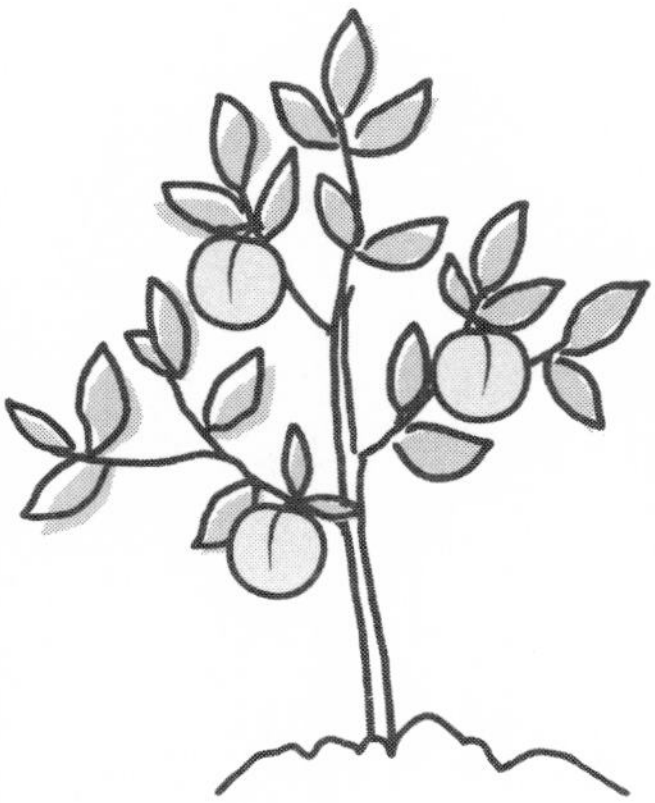

もっと知りたいあなたへ！

性教育講座などでよく聞かれることを
ピックアップして簡潔にお答えしました。
ぜひ、参考にしてください。

Q

子どもへのボディタッチ、
嫌がっていなければ大丈夫ですか？

A

プライベートゾーン（*61頁参照）については、嫌がっていなくてもむやみに触らない方が良いでしょう。

プライベートゾーンは自分だけの特別な場所で、ほかの人が簡単に見たり触ったりする場所ではないという扱いをしてあげてください。そのほかの体の部分は、遊びの延長で触ったりスキンシップをとってかまわないですが、基本的に「自分の体は自分のもの」なので、子どもが嫌がった時にはすぐやめるようにしましょう。

Q

異性の親や兄弟（姉妹）とのお風呂は、
いつまで一緒に入っても良いですか？

A

基本的に**子どもの体が大人の体へと変わっていく前**に、大人のほうから線引きしてあげてください。

視覚的に体つきが変わると、（いやらしい意味ではなくとも）どうしてもまわりの視線が変わり、子どもは敏感にそれを察知します。子どもが言い出せない場合もあるので、大人が配慮してあげてください。

Q

夫が性教育は
特にしなくて良いと言っています。
どうすれば協力してもらえるでしょうか？

A

否定の度合いにもよります。

迷いながらも否定している場合は、性教育関連の親向けに書かれたもの（この本をどうぞ！笑）を読んでもらい、**性教育の必要性をまずは知ってもらうことが大切**です。

完全に拒否していて本も読んでくれないような場合は、まず先に、あなたから子どもへの性教育を進めてしまいましょう。実際に性教育している姿を見たり、子どもから逆に知識を教えられたりすることで、だんだん固定観念が薄れて理解につながると思います。

Q

女性の陰部の呼び方は、
何と言ったら良いですか？

A

「おまた」（*92頁参照）で良いと思います。基本的に、**親自身が言いやすい言葉**で大丈夫です。

「膣」など細かい部分の名称はその部分的な名称で良いですが、総称するなら「おまた」が、いちばん言いやすいのではと思います。

Q

子どもが
「ちんちん」「うんち」「おしり」
などを連呼するのですが、
どのように対応したら良いですか？
過剰に反応すると余計に
喜んでしまいます。

A

家ではOK、外ではNGとメリハリをつけ、マナーを身につけさせるようにしましょう（*53〜54頁参照）。

下ネタワードが大好きな年齢でもあります。「家の中で言う分には良いけど、聞いたら嫌な気持ちになる人もいるからお外ではダメだよ」と、マナーを繰り返し教えてあげると良いです。注意をする時は、**過剰に怒ったりせず、淡々と言う**ようにしましょう。

Q

子どもから
「赤ちゃんはどうやったらできるの？」
と聞かれたら、
どのように答えれば良いですか？

A

まず答えるのは「男の人が持っている赤ちゃんのもとと、女の人が持っている赤ちゃんのもとが、くっつくとできるよ」です（*90頁参照）。

子どもからこのような質問をされると、大人はどうしてもセックスのことが頭に浮かんでしまいますが、まず伝えるべきことは、ここです。セックスは精子と卵子をくっつけるための**あくまでも手段**です。子どもへの性教育は、まずざっくり答えて、**徐々に詳しく**していきましょう。

Q

赤ちゃんをつくる手段として
セックスのことを教えたら、
「それじゃあ、うちには子どもが2人
いるから、パパとママは2回したの？」
と聞かれました
どのように答えたら良いですか？

A

1回セックスをしたら必ず子どもができるとは限らないということを伝えたうえで、性に関する個人的なことを簡単に人に聞いて良いものではないことを伝えましょう。

妊孕性（にんようせい…妊娠のしやすさ）は個人差があり、また、年齢によっても変わってくることも知識として伝えてあげると良いでしょう。だからといって、**親の個人的な性生活まで包み隠さず話す必要はない**です。「それは言いたくないな」と返しても良いですし、同時に、「そういうプライベートなことは簡単に人に聞くものではないよ」とマナーも教えてあげると良いでしょう。

Q

セックスのことを教えて、
興味を持ってしまうのが心配です。
「まだしちゃダメ」
と言っておいたら良いですか？

A

セックスのことを教えて理解ができたら、次は「してはいけないセックス」は何かを一緒に考えると良いです。

「まだしちゃダメ」は、「いつなら良いの?」となってしまいます。頭ごなしに禁止するのではなく、次に考えたいことは「してはいけないセックス」のこと。例えば、**妊娠する目的のセックスではないのに避妊しない、お互いしたいと思っていない、相手に何も言えないような関係性でのセックス、あるいは妊娠したかも性病にかかったかもと思っても見てみないフリをする**など、このような状況ではセックスするべきではないよね、と話し合えると良いです。一概に年齢で区切るものではなく、関係性や行動の結果に責任をとれることが大事であることを伝えてください。

Q

子どもがタブレットを使っていたら、
急にアダルトサイトの広告が出てきて
しまいました。
どう対処したら良いですか？

A

ツッコミを入れてみましょう。

「わっ！　急に出てきてビックリしたね～」

「こういうのは大人向けだから、タップするとお金がかかることがあるよ」など。

タブー視して、**話題にすることを避けてしまわない**ことが大切です。

Q

子どもが「おしり」や「おっぱい」などを検索しているようです。やめさせた方が良いですか？

A

「こっちの本で体の勉強をしてみない？」と、性教育の本をわたしてみましょう。

検索しているということは興味があるということなので、変にインターネットで検索してしまうより、性教育本として、真面目にはっきり書かれているものを見せてかまわない段階だと思います。**検索していたこと自体をとやかく言わなくて良い**ので、興味を否定するような態度にならないようにしましょう。

Q

子どもが使う端末で、
アダルトビデオの視聴履歴を
見つけてしまいました。
そっとしておいた方が良いですか？

A

まず、真剣に「あなたにはまだ見てほしくない」ことを伝えましょう。

そして、興味があって見たのではなく、うっかり出てきてしまって子どもがショックを受けていることもあるので、怖くなかったかを確認してあげましょう。

アダルトビデオに関して子どもに伝えたいのは、**「大人向けにつくられたフィクション」であること、「子ども向けではないから見てほしくないと思っている」**ことです。「そっとしておく」ことは一見当たり障りないように見えますが、つまりは、「見て見ぬフリ」をしていることなので、何かを教える、伝える機会を逃してしまいます。

Q

性教育でいろいろ教えたら、
性的なことにどんどん興味を
持ってしまうのではないでしょうか？

A

性に関する正しい知識を段階的に教えることにより、リスクのある性行動が抑制されたり、行動が慎重になるという研究結果が出ています。

体や性に関する知識だけでなく、人権や多様性などを含め、段階的に性教育（包括的性教育）を行うことにより、**初交年齢が遅くなる、性交渉の頻度が減る、リスクの高い行動が減る、避妊具の使用量が増える、性的パートナーが減少する、**という研究結果が明らかになっており、包括的性教育により興味をあおられ、性行動が促進されることにはならないと言えます。

対談を終えて　～エピソード・ゼロ～

ネル　まずは、お疲れさま！　まゆさんとの対談をこうして一冊にまとめることができて、お互いの念願がかなったね。私の動画チャンネルで初めて対談させてもらった時から、ほぼ父親目線で質問して答えてもらった感じで、対応の方法など曖昧だったことが聞けて、すごく勉強になりました。改めまして、ありがとうございます！

まゆ　ネルソン先生にはＭＣとして進めてもらった感じで、こちらこそありがとうございました。私自身も、いつも講座などでお話しするのは、女性の保護者の方が多いので、先生に父親目線からの質問を伺えたのはうれしかったですし、話しやすかったです。

ネル　「性のはなし」なので医師としての話もしようと思ったけど、それ以前に、自分の知らなかったこと、知りたかったことがたくさん聞けて、とてもスッキリ（笑）。

まゆ　そう言ってもらえて良かったです！

ネル　まゆさんが思春期保健相談士として性教育活動に力を入れているという話を聞いた時、ちょうど私自身も、いろんな人や自分の子どもから性に関する質問を受けて、どう答えるべきか頭を悩ませていて。まゆさんにいろいろと話を聞いていたら、これは私だけが聞くのはもったいない！と、私の動画チャンネルで対談する話になったんだよね。それに、まゆさんが話してくれた「性教育をやりたい理由」もすごく心に刺さった。

まゆ　性教育活動は、助産学校に通っている時からやりたいと思っていて、その想いは私という人間の根底に起因しています。私の今までの人生というか、育った環境にもあるという話をさせてもらったんですよね。

ネル　お母さんが厳しかったという話だったね。マレーシアの貧しい家庭で育った私には、その厳しいという意味が、にわかにイメージできなかったんだけど、虐待やネグレクトではなくとも、子どもを追いつめることもあるんだということを目の当たりにした。

まゆ　改めてここでも、私の話をさせてもらって良いですか。

ネル　もちろん。親子の関係の気づきになるとも思うから、ぜひ、聞かせてほしい。

まゆ　私は母親がずっと嫌いでした。嫌いという言葉を使うと反感を持たれるのもわかっているんですが、でもそう思ってきたのは事実で、そういう感情になった経緯もきちんと説明できるほどです。私は子どもの頃からずっと母親に支配されているような感覚だったんですね。小さい頃から毎日、習い事に通っていて、習字や英会話、ピアノ、ダンス、茶道、学習塾と、分野はさまざまです。もちろん通っていて楽しいこともあったし、自分なりに頑張っていたと思います。ただ、これといってあまり褒められた記憶がありません。もしかすると母自身は褒めたことがあるつもりだったかもしれないですが、私には褒められた記憶よりも、練習するよう注意されたり、宿題するよう言われたり、ダメ出しされることが記憶の大半を占めています。小学校に上がってからはテストの成績ですべてが評価されているようでした。「勉強しなさい」が口癖で、毎日、食事が終わればすぐに「部屋に戻って勉強しなさい」と言われ、リビングでくつろぐことは許されなかったんです。食べる物や、部屋のカーテンの色、部屋に流れるクラシックの音楽など、いろんな事柄がすべて「頭が良くなるため」「勉強に集中するため」に、と勉強にリンクされていて。いわゆる「教育ママ」というとイメージされやすいでしょうか。

ネル　うーん、厳しいね……。お母さん自身、子育てや教育に必死だったんだとは思うけど、まゆさんがそう感じながら育ってきたということだよね。

まゆ　はい、子どもながらに、母の関心事は私の成績だけとしか思えなかったんです。私の成績が落ちると、その時に仲良くしている友だちが悪いと否定し、つきあってはいけないと言われる。友だちのことを悪く言われること、子どもとしてはこれがいちばん辛かったですね。そのうち私は、誰と遊びに行くか、誰と仲が良いかなど、友だちの名前を出すことを控えるようになりました。そんなことが続いて、思春期を迎える頃に私がとった行動は、心を閉ざすことでした。母親には勉強をする姿だけを見せて、自分のことを話さない、感情を表に出さない。ひたすら家を出て離れることだけを考えていたし、高校を卒業したら大阪の学校に進学して家を出よう、そのために勉強しようと。

ネル　なるほど……。でも端から見ると、教育熱心な親と反抗期の娘、とも見えるよね。

まゆ　そうですよね。家庭内がどんな様子かは第三者は知る由もないですから、私の意見はただの反抗期だと捉えられる場合もあります。母は、成績という結果で判断するという話をしましたが、かといって結果が良ければすべて良いというわけでもなく、毎日私がどれだけ勉強をしているかという経過の部分も監視している人でした。高校時代は夜中の2時か3時まで勉強しているのが当たり前だと言われ、夜中12時に寝たら翌朝、怒られましたね。

ネル　それは度を越してるね。家族の団欒というシーンがないし、笑顔も消える。

まゆ　逆に勉強さえしていれば何も言われなかったし、ヘタに話すととがめられる。なので、中学の時も高校の時も、彼氏ができてもそれをひた隠しにしていました。幼少の頃から友だちのことでさえ悪く言ってくる人が、彼氏のことを良く思うわけがないですからね。

ネル　そうなる展開は容易に想像できてしまうよね。性に関することも、とてもじゃないけど相談できない。

まゆ　まさにそこなんですよね。助産師になって産婦人科の現場で働く中で、若い子が妊娠してそれを言えず、最後の最後に陣痛がきた時に初めてまわりに知られ、救急車で運ばれてくる、という症例が何度かありました。そんな時に、「なんでもっと早く言わなかったの」という意見がまわりからもあがってくるんですが、私は、その誰にも言えない、親にも言えないという気持ちが痛いほどわかったんですよね。親になんてとてもじゃないけど言えない、言っても受け入れてもらえない、助けてくれるとも到底思えない……。

私がもし高校生の時に妊娠するようなことがあったとしたら、同じことになっていたかもしれないと思ったほどです。

ネル　私も産婦人科医として、何度か同じような症例を経験してきてる。何の行動もせず、妊婦検診も受けていない。これだと妊娠の状態を一見放置しているように見える。でも、なぜそうなってしまったのかという背景に寄り添うことが何より大事だよね。その行動を「無責任だ」ととがめることは簡単にできるだろうけど、それは違う。

まゆ　誰にも言えない、どうしたら良いかわからない、なのに体はどんどん変化していく……。とても大きな不安を抱えながら過ごしてきたんだと想像できます。そして、特に未成年の場合は親の権限がとても強い。なんとか最初に病院に行けたとしても簡単に、「親にちゃんと話そうね」と言われる。理想はもちろんそうすべきなんですが、医療者は、単に「親にちゃんと言わなければダメでしょ」と上から目線の態度ではなく、思春期特有の親との距離感や言いにくさというものを、誰でも多かれ少なかれ抱えていることを理解して、寄り添いながら対応すべきだと思っています。私は自分の親との関係から、そこに寄り添いながら助産師として働いていきたいし、その親に言えない想いを忘れずに性教育をやっていきたいと強く思っています。

ネル　普段の親とのやりとりが、いざという時のいろんなことにつながってくるということを改めて痛感する。まゆさんは初潮の時のエピソードも話してくれたよね。

まゆ　はい、母は勉強のことだけって話をしましたが、そもそも性に関することは一切タブーだったんですよね。それも、彼氏のことなんてとてもじゃないけど言えないと思った要因のひとつです。初めて「生理が来た」と報告したら、引き出しを開けて無言でナプキンとショーツを手わたされて終わりでした。話を盛ってるわけではなくて、本当に無言だったんですよね。そもそも母が生理中の姿を見たこともなくて、話題に出せる雰囲気でもなく、家に置いてあるナプキンが少なくなった時もそれを言い出せなかった。世の中的には、母親と娘の関係って、「理解し合える」「仲が良い」「母親は娘の良き理解者」というイメージが強いので、そうとも限らないってことがあまり理解されないのも辛かったですね。

ネル　なるほど、相談できないのも辛いし、何より、その状況を誰にもわかってもらえないって、八方ふさがりだっただろうね。

まゆ　返す返すも、そこが、私が性教育をやりたいと思った原点なんですよね。「反抗期はしばらくしたら落ち着くよ」「自分も親になったら親の気持ちがわかるよ」といったよくある世の中の見方が、そもそも疑問だし、詳しい事情や状況を聞きもしないで「思春期はそういうものだから」という姿勢で言葉を投げかけるのって、とても身勝手で子どもの意見を無視していると思うんですよね。自分が抱えてきた問題は、まだ解決したとは言えないですし、私の反抗期とされているあの時期を「ただの反抗期ですませたくない」「あの頃の辛かった気持ちをなかったことにしたくない」という感情が私の中に残っています。私が性教育をやりたい理由を突きつめて考えると、私のように誰にも相談できない子どもたちの相談に乗りたいと思ったことが始まりです。

ネル あと、キラキラ性教育がタブーという話にもつながるんだったよね。

まゆ はい、そんな生い立ちもあって、私の目標はずっと、子どもを産んでからも変わらず、母のような母親にならないことなんです。

ネル 確かに、「親に感謝」「親にもらった体を大切に」「親孝行は素晴らしい」という視点から話をすると、違和感しかないね。

まゆ 助産師の中にも、「赤ちゃんは親を選んで生まれてきた」という話をする人がいるんですよね。親にとっては良い話でも、中には「自分は選んだわけではない」という気持ちになってしまう子どももいます。だから、そういう視点から性教育の話をするのは、違うよなぁというのが私の考え方です。あと、産んでもらった、育ててもらったと第三者が話すのも、違う気持ちを誘発しますよね。私の場合も、衣食住の不自由なく、お金を出してもらって学校にも行かせてもらっていて、別に虐待されていたわけでもないです。ここだけ聞くと、「親に感謝」という話は成立しますよね。でも、妊娠・出産だけをピックアップして、それ以降過ごしてきた長い時間を無視して「親への感謝」を語られることは、「産んでもらって、ここまでしてもらったら、あとはほかに何があろうと我慢しなければならないのか」、そんな気持ちになります。親子の絆とか、それを否定するつもりなんてまったくないんですよ。ただ、こういう言葉を投げかけることで、辛い気持ちになる子どももいる。だから私は、そういう気持ちにさせない視点で性教育を！と。

ネル 素晴らしい！　まゆさんだから気づけたことだとも思う。キラキラした話は親自身が、我が子に直接話せば良いんだよね。あくまでもポジティブイメージで！

まゆ そうです。本編でも話をしたように、性教育はコミュニケーションだってことを、この本を通して伝えたいんですよね。

ネル そのためにも、「性教育＝セックスを教える」というイメージ、まず、そこを払拭することも大事だよね。この本を読んでもらって、家庭内で進めてもらえたら良いね。

まゆ はい！　本書は幼少期の親御さんに向けた性教育の入門編にしたいと思い、医学的なことというより、子育ての中で実践できる性教育についての話をピックアップして編集しましたよね。なので、「性行為は悪いことではない」という話題は、本編のコンテンツには入れてないんですが、せっかくなので、ここで再現してみてはどうかなと思うんですが、いかがでしょう。

ネル 良いねぇ。性感染症や性犯罪予防の面から意見を交わして、日本の性教育はむしろ、性犯罪と命の尊さという極端な2つを取り上げていることに気づいたんだよね。性行為には多面性があるから、そこだけにスポットを当てて話を進めるのもなんだか違うような気がする。

まゆ　そうですね。先生は、クリニックで診察し、妊娠・出産、中絶手術と多方面の医療提供をされているので、性行為については特に守備範囲広く考えがおありですよね。

ネル　学習指導要領にそった性教育では性行為のことをフタをしてしまっていて、「性行為＝悪いこと」と、そういうつもりがなくてもイメージづけることになっているのには、疑問を感じる。性行為は、お互いが大好きだと表現するツールで、相手のことが好きで、「愛情を持っているから言葉だけでなく、あなたを受け入れている、プライベートゾーンで受け入れている」と、教えて良いというのがデフォルトのスタンス。ただし、性行為を通じて人生が変わってしまうこともあるし、犯罪や暴力にもなりうる、妊娠するタイミングではないのに不慮な妊娠で体も心も傷つけてしまうことがあるので要注意、ということは知っておいてほしい。

まゆ　性教育そのものが悪いこととされているというか、特別視されていることは、すごく違和感がありますよね。「性教育＝セックスを教える」と直結したイメージが定着したままですが、性教育の中でセックスの部分はほんとに一部分。セックスについて教えることが目的ではなく、ゴールでもないし、ユネスコのガイダンスのレベル2に記されているとおり、そのあとも続いていて、数ある性教育の分野の1つにすぎない。特別視されていると、先生が言っている多面性の話にまで展開できないですよね。

ネル　誤解を恐れずに言うことを前置きさせてもらって、不慮な妊娠や性感染症の感染、性犯罪に巻き込まれないよう予防していれば、セックスは個人の自由。相手のことを大事に考えている、考えているからこそ、病気をうつさないように気をつけ、了承し合えたらセックスは自由で良い。これが私の流儀。

まゆ　私も性行為は日常生活の一部、という感覚です。ただし、性生活がある以上、おのずと妊娠や性感染症のリスクが関わってきます。１００％避妊できたり、１００％性感染症が予防できる方法があるわけではない。感染症によっては無症状の種類もあるので、そういうことを知識としてちゃんと持っていて、対処できるかどうかは重要ポイントです。「何歳からセックスして良いですか？」というのはよくある質問ではありますが、何歳から良いとか、何歳だから悪いという考え方ではなく、相手が好きであること、同意のもと、そして、トラブルがおきてしまった時にしかるべき対処ができること。これらを満たしていることがセックスする最低条件だと思います。

ネル　トラブルというのは、妊娠や性感染症のことだよね。

まゆ　はい。妊娠したり、性感染症に感染してしまった時、セックスする（した）相手と実際にそうなったら話ができない、話をしないのならＮＧということ。トラブルがおこらないことは大前提ですが、そうなった時に、病院に行く、相談できる自分であることが大事。この条件は、未成年だけでなく大人にもいえることですよね。何歳なら良い、という話ではないというのは、そういうことです。

ネル　「転ぶなよ」とばかり注意するのではなく、転んだ時の痛みから学び、対処することを覚えることもある。ただし、100%予防する方法はないことをふまえておくこと。これは、もうぜったいに理解しておいてほしいよね。コンドームをする理由をわかったうえで、また、避妊の工夫をしたうえで試すのは良いとして、何も知らないままセックスしてトラブルがおきたということだけは本当に避けてほしい。準備、工夫、トラブルを話し合う、解決する、これらに対して心得ている姿勢が大事！　大人であっても対処できないのなら、するべきではない。あと、中絶についても話をして良いかな。

まゆ　もちろんです！

ネル　日本の性教育でセックスについてフタをしていることの流れで、中絶することまで「悪」とするようなことはやめてほしいね。以前、中絶の処置についての説明として、逃げ惑う赤ちゃんを追いかけて死に追いやることを連想させる動画があったんだよね。中絶する理由、背景はさまざまで、中絶は権利として認められていること。そんな動画を見せられたら、中絶という選択ができなくなってしまう。妊娠した相手が彼氏でなかったり、彼氏が逃げて連絡ができない、経済的に自立していない、子どもを育てられる環境ではない、中絶を選択しなければならない理由は多様。それなのに、「中絶をする自分は犯罪者」というような感情を抱かせると、選択すらできない。だから、中絶が「悪」という側面からではなく、「望まない妊娠をしないためにできることは何か」、その一方で「もし望まない妊娠をした時にはどういう選択肢があるか」という側面から理解しておいてほしいし、教えるようにしてほしいと思うんだよね。

まゆ　中絶についても、伝え方にちゃんと配慮しなければならないですよね。恐怖感を抱かせてやめさせようとすることは、また別の弊害を生みます。望まない妊娠を予防するための教育と、いざそうなった時にどうしたら良いかという教育は別であるべきです。

ネル　話はズレるかもしれないけど、子どもを産んで、親が放置して食事を与えず餓死させるのと中絶とでは、どっちが悪なのか。命という倫理的な観点を前面に話をしたがゆえの、悲しい結果というのは、絶対あってはならない。命が大事なのは当たり前。それとは少し別に考えなければならないことなんだよね。

まゆ　いちばん防がなければならないことは何か、本当に尊重すべきするところはどこなのか。ここは、どんな時も誤って判断しないようにしてほしいです。

ネル　大人でも子どもでも、誰もが関わってくる性のことだからこそ、それをタブー視したり隠したりせず、幼少期から性教育を始める大切さを知ってほしい。結論は、これに尽きる。本書を通じて、まゆさんも私も伝えたいことであり、また、本書を読んで性教育に対するイメージが少しでも変わって、「ちょっとやってみようかな」と、そんな風に感じてもらえたらうれしい。この本を読んだことをきっかけに、各家庭内で性教育を進めて

もらいたいね

まゆ　はい、そうですね。最後に、ご精読いただいた皆さま、ありがとうございました。

田中 まゆ
山分ネルソン

令和3年12月

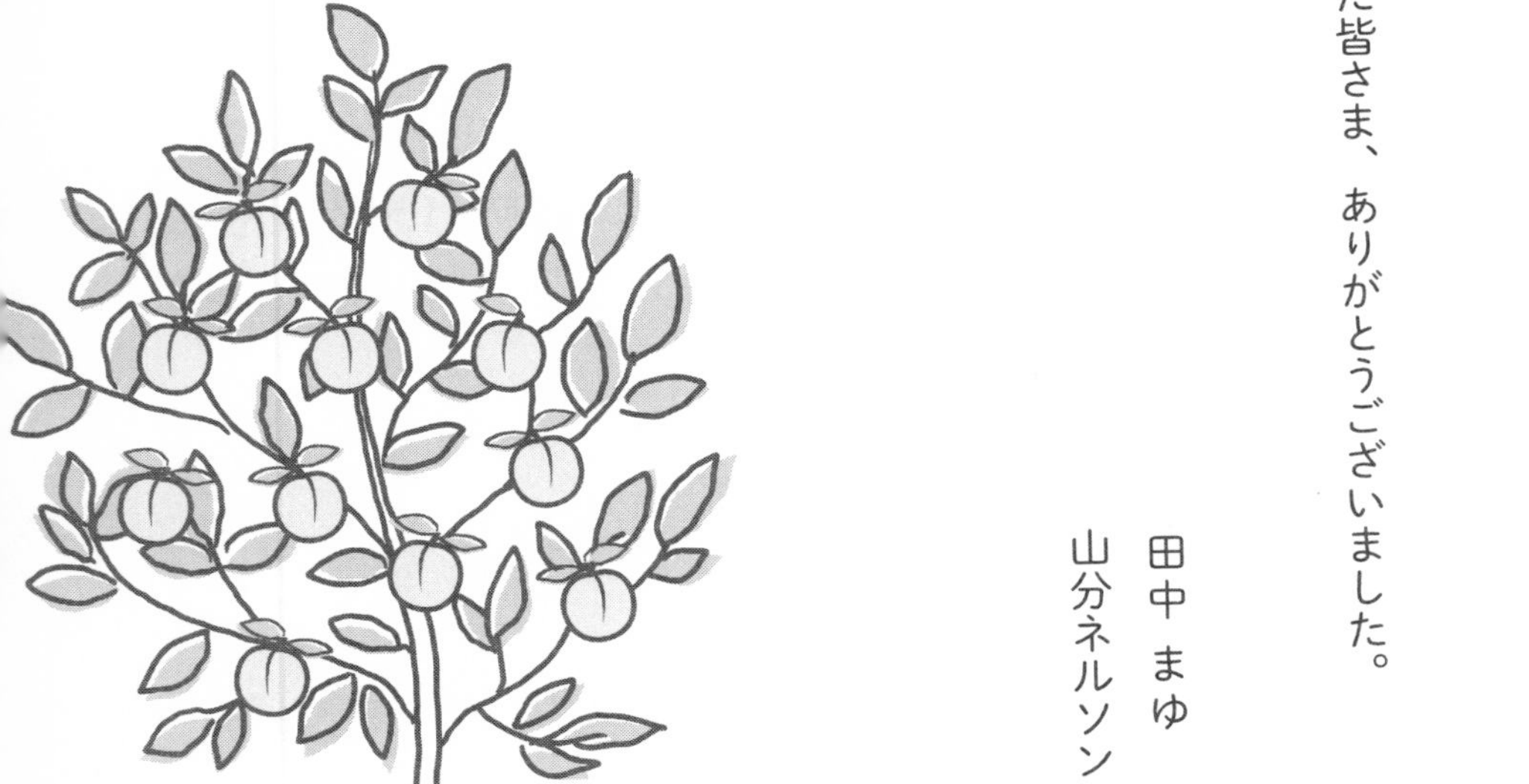

参考文献

- 『国際セクシュアリティ教育ガイダンス［改訂版］』ユネスコ＝編
  浅井春夫／良香織／田代美江子／福田和子／渡辺大輔＝訳
  明石書店（2020年）
- 『教科書にみる世界の性教育』
  橋本紀子／池谷壽夫／田代美江子 編著
  かもがわ出版（2018年）
- 『おうち性教育はじめます』
  フクチマミ／村瀬幸浩 著
  KADOKAWA（2020年）
- 『娘に伝えたい性の話』宋美玄監修　カツヤマケイコ漫画
  小学館（2020年）
- 『いま、子どもに伝えたい性のQ&A』アクロストン著
  主婦の友社（2020年）

著者プロフィール

田中 まゆ - Mayu Tanaka -

助産師 / 思春期保健相談士

性教育で正しい知識を広めたい、親に相談できない子に寄り添いたいとの想いのもと、小中高校での性教育講演、保護者向けに子どもへの性教育を伝える活動に携わっている。SNS ネーム「助産師まゆさん」として活動中。2 児の母。

山分 ネルソン - Nelson Yamawake -

医療法人 志紀会 希咲クリニック 理事長・院長
日本産婦人科学会専門医 / 日本抗加齢学会専門医
吉本興業所属文化人

マレーシア出身。医師を目指して来日。大阪大学医学部卒業後、市立病院で勤務。2013年、婦人科・産科・乳腺外科・甲状腺科の 4 つの診療科を併設した希咲クリニックを開院。3 児の父。現在、熱血産婦人科医として各種メディアに出演。
読売テレビ『す・またん』 ABC ラジオ『月曜から元気に !Good Monday』『土曜の夜は共感ラジオ』など
【その他出演歴】
MBS 放送『ミント』
MBS ラジオ『Hungry & Love』『センセの時間』

※性教育講演等のご依頼につきましては、希咲クリニックまでお問い合わせください。

希咲クリニックホームページ
https://kisaki-clinic.com/job-request/

みがまえなくても大丈夫！

性教育はこわくない

2021年12月10日　初版第1刷発行

著者／田中 まゆ　山分 ネルソン
編集協力／たたみ えつこ（エヴォーグ）
写真／津川 絵美
装丁デザイン／泉屋 宏樹（iD.）
発行者／関谷 一雄
発行所／IAP出版
〒531-0074　大阪市北区本庄東2丁目13番21号
TEL：06（6485）2406　FAX：06（6371）2303
印刷所／有限会社 扶桑印刷社

ISBN978-4-908863-11-0